つらいと言えない人がマインドフルネスとスキーマ療法をやってみた。

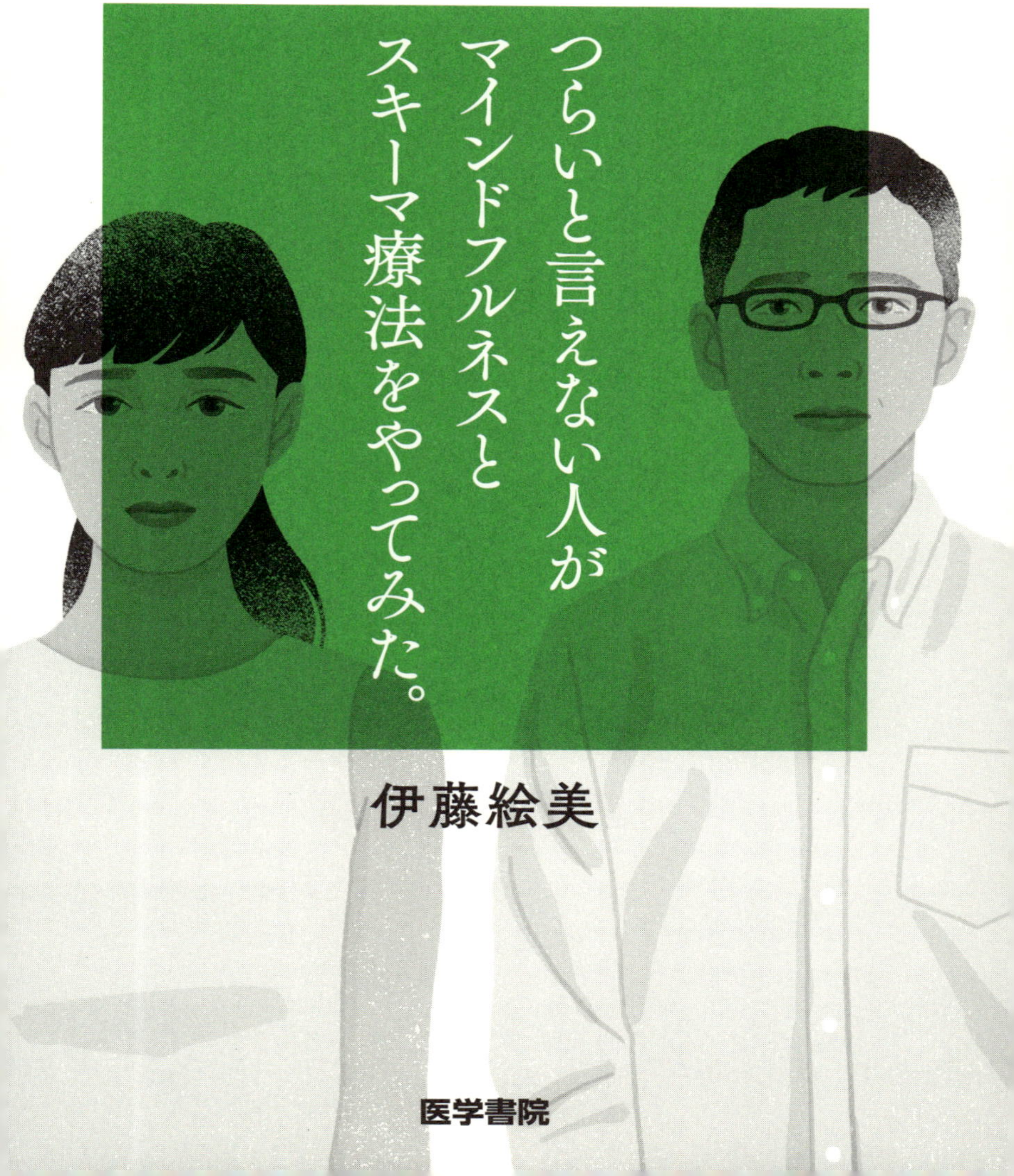

伊藤絵美

医学書院

つらいと言えない人がマインドフルネスとスキーマ療法をやってみた。

目次

第2章 スキーマ療法を通じてのヨウスケさんと家族の回復 139

第3章 慢性的な生きづらさを持つワカバさん

Lecture

Exercise

イラスト　高橋ユミ
ブックデザイン　加藤愛子（オフィスキントン）

私はなぜこの本を書いたのか

――長いまえがき

皆様、こんにちは。伊藤絵美と申します。

私は臨床心理士で、「認知行動療法 Cognitive Behavior Therapy：CBT」という心理療法（セラピー）を専門に、臨床実践を長らく続けてきています。二〇〇四年からは東京都大田区にて「洗足ストレスコーピング・サポートオフィス」というカウンセリング機関を運営しており、多くのクライアントが認知行動療法を受けに通所されています。

…マインドフルネスとスキーマ療法に注目！

認知行動療法はまず自分から

本書で具体的に解説しますが、認知行動療法（以下ＣＢＴ）はストレスに対するセルフケアの手法として非常に有用で、近年、うつ病や不安症といったメンタルヘルスに関わる病気や症状に対するエビデンスのある治療法として世界的にも非常に注目されています。私の運営する機関でも、多くのクライアントがＣＢＴへの取り組みを通じて回復しており、治療法としてのＣＢＴの考え方や方法を、私は深く信頼しています。

また、メンタルヘルスの病気や症状がなくても、生きていれば誰にでもストレスは降りかかってきます。ストレスのない人生なんてありえません。そういうわけで私は、臨床の場でクライアントに対してCBTを実践すると同時に、私自身のストレス対処のためにもCBTを日々実践しており、CBTに大いに助けてもらっています。治療法ということだけでなく、セルフケアにおけるストレス対処としても、CBTは非常に有用なのです。

そもそも治療者・援助者が自分のためにCBTを使い、その効果を実感することは、臨床現場でクライアントに対してCBTを提供するためには不可欠であると私は考えています。私は治療者や援助者と呼ばれる人たちに対してCBTの研修をすることがよくあるのですが、その際にも、「まずは自分で使って使い心地や効果を自分自身で確かめてみてから、臨床の場でクライアントにCBTを提供してください」とお願いするようにしています。

そういうコンセプトのもとで二〇一一年に出版したのが『ケアする人も楽になる認知行動療法入門』（BOOK1&BOOK2、医学書院）です。「そういうコンセプト」とは、ケアする人、すなわち治療者や援助者自身がCBTを使ってまず自分が楽になっていただきたい、ひいては治療や援助の場でクライアントにもCBTを提供できるようになっていただきたい、ということです。

同書には、「ケアする人」の代表格であるナースに登場してもらいました。ナース自身のストレスをテーマにしてCBTを体験してもらい、それによってさまざまな困りごとが解消されていく過程をストーリー仕立てで紹介したのでした。

自分で言うのも何ですが、この本はなかなか評判がよく、ナースのみならず多くの治療者や援助者、さらには一般の方々にも読んでいただけているようで、著者としては非常にうれしく思っています。

私が魅了されている二つのアプローチ

ところでＣＢＴは「すでに出来上がったセラピー」というよりは、「現在進行形でさらに進化・発展しているセラピー」です。私がＣＢＴを学びはじめたのは一九九〇年ごろですが、それから三〇年近くもの時を経て、ＣＢＴはさらに発展し、より多種多様な理論やモデルや技法を含むセラピーになっています。ＣＢＴが活用される現場もさらに広がっています。

私自身、ＣＢＴのそのような展開に注目し、学びつづけているのですが、そのなかでもこの十数年ほど、私自身が特に注目し、集中的に学び、まずは自分自身で実践し、次に臨床現場でクライアントとも共に実践するようになった新たなアプローチが二つあります。それが「マインドフルネス」と「スキーマ療法」です。

マインドフルネスとスキーマ療法。具体的な解説は本文に譲るとして、ここではごく端的にまとめると、マインドフルネスとは「今・この瞬間の自分自身の体験にしっかりと触れられるようになるための技術」であり、スキーマ療法とは「自分の生きづらさの根っこを知り、その根っこによる影響を日々の生活のなかで実感しつつ、それを乗り越えていくための技術」であると言えます。

どちらもＣＢＴにもとづきながら、ＣＢＴの適用とその効果をぐっと広げ、高めてくれるアプローチです。私はこれらに出会ってから今に至るまで魅了されつづけてきたと言っても過言ではないぐらい、マインドフルネス[*]とスキーマ療法にエネルギーを注いできました。そしてその効果を、自らの経験からも、そして臨床現場におけるクライアントとの実践からも実感してきました。

もちろんエビデンスレベルでも両者についてはしっかりとした研究が積み重ねられてきています。エビデンスベーストのＣＢＴですから、その発展型であるマインドフルネスにせよ、スキーマ療法にせよ、エビデンスをきちんと示していくことは非常に重要です。

そういうわけで私自身も、前掲の『ケアする人も楽になる認知行動療法入門』の発展型として、マインドフルネスとスキーマ療法に焦点を当てた本を書くことにしました。それが、二〇一六年に出版された『ケアする人も楽になるマインドフルネス＆スキーマ療法』（ＢＯＯＫ１＆ＢＯＯＫ２、医学書院）です。

［＊］マインドフルネスは正確には仏教に由来する概念です。しかし心理療法の世界でこれほどマインドフルネスが広がったのは、ＣＢＴの展開においてですので、ここではこのように書きました。

…境界性パーソナリティ障害のクライアントにどう関わるか

マミコさんという女性

この『ケアする人も楽になるマインドフルネス&スキーマ療法』に一貫して登場するのが、私のところにCBTを受けにきたマミコさんという女性です。

マミコさんはナースです。彼女は幼少期に両親と離別し、祖父母に育てられたものの数々の虐待を受けました。高卒後の就職先でも性被害に遭うといった逆境を生き延び、生活が滅茶苦茶だった二〇代の最後に一念発起してナースになった、という経歴の持ち主です。

CBTの開始時は、社会的に表面上はナースとして機能しつつも、生活は荒れ、感情は揺れ動き、すぐ死にたくなってしまう、というボロボロの状態でした。人づきあいは皆無で、まったくの孤独な状態でした。仕事をするときだけは「感情を遮断」して「看護師ロボット」に変身する、という荒技でこれまでなんとか乗り切っていたのですが、もうダメだ、もうこれ以上はもたない、ということでCBTを受けに来られたのです。

結果的にマミコさんとのケースでは、私は標準的なCBTだけでなく、マインドフルネスとスキーマ療法を駆使することになり、彼女はそれらを通じて時間をかけて少しずつ回復していきました。

実はものすごく傷ついている

ＣＢＴ、マインドフルネス、スキーマ療法を通じてのマミコさんの回復の物語は同書を読んでいただくとして（ちゃっかり宣伝）、精神医学的な視点からすると、マミコさんは「境界性パーソナリティ障害 Borderline Personality Disorder：BPD」と診断される可能性が高いように思われます。[*]

境界性パーソナリティ障害（以下ＢＰＤ）の特徴としては、自己イメージや他者イメージが非常に不安定であること、思考や感情が激しく揺れ動くこと、衝動的で自己破壊的な行動を抑えられないこと、慢性的な空虚感、見捨てられることへの不安、といったことが挙げられます。

私はこれまで多くのＢＰＤクライアントに対してセラピーを行ってきました。ＢＰＤクライアントは、外から見ると「感情や行動が不安定な面倒くさい人」ととらえられがちですが（そういう理由でＢＰＤの治療を断る治療者がいるぐらいです）、実は「ものすごく傷ついている人」です。

［＊］私は医師ではないので医学的な診断はできません。そこでこのように婉曲的に書く次第です。

そしてその傷つきはマミコさんもそうですが、その人のせいではありません。多くのＢＰＤクライアントは幼少期や思春期に虐待やいじめ、性被害などのトラウマを受けていることがあり、それによる傷つきが十分に手当てをされないまま、つまり傷つきから回復できないまま大人になってしまった人たちです。そういう人が、感情的に不安定になったり、安定した自己イメージを持てなかったり、他者と情緒的につながれなかったりするのは、当然といえば当然です。マミコさんもそういう状態でした。

標準的な認知行動療法では間に合わない

マインドフルネスやスキーマ療法に出会う前の私は、ＣＢＴを専門とするセラピストでしたから、ＢＰＤクライアントに対するセラピーでも、ＣＢＴを駆使し、苦労しながら、なんとかかんとか援助をしてきておりました。

二〇〇八年に出した拙著『事例で学ぶ認知行動療法』（誠信書房）や、前掲の『ケアする人も楽になる認知行動療法入門』には、私がＢＰＤ当事者とともに四苦八苦しながらＣＢＴに取り組んだり、あるいはＢＰＤを抱える学生に悩む教員にＣＢＴにもとづく助言をしたり、といったケースが紹介されています。

しかしＢＰＤに対しては、従来の標準的なＣＢＴではとうてい間に合わないし、もう少し自分の知識やスキルを拡げて、より助けになる援助をしたいものだと常々思っていました。そのようなときに出会ったのが、マインドフルネスやスキーマ療法だったのです。

実際、ＣＢＴの文脈では、マインドフルネスもスキーマ療法もＢＰＤの治療法として確立され、注目されることになったアプローチです[*]。

私自身、マインドフルネスやスキーマ療法を実際に学び、ＢＰＤクライアントとのＣＢＴにそれらを組み込むようになって、その効果が絶大であることを何度も目の当たりにするようになりました。そこで『ケアする人も楽になるマインドフルネス＆スキーマ療法』には、ＢＰＤを抱えるマミコさんに登場してもらうことにしたわけです。

それより少し前に出版した、私にとってはスキーマ療法についての初の著書である『スキーマ療法入門』（星和書店）でも、さゆりさんというＢＰＤ当事者と行ったスキーマ療法の事例を紹介しています。そう、スキーマ療法といえば、まずはＢＰＤが対象となるのです[**]。世界中の臨床研究でも、スキーマ療法のエビデンスがもっともしっかりと示されているのはＢＰＤの治療においてです。

［＊］マインドフルネスが仏教にもとづく手法であることは先述しましたが、治療法としてマインドフルネスが用いられるようになったのは、「弁証法的行動療法」というＣＢＴにおける一つのアプローチにおいてでした。

［＊＊］マインドフルネスはその後爆発的に世界中で広まったので、「マインドフルネスといえばＢＰＤ」とは決していえない状況です。

…つらいと「感じないようにする」人びと

「感情を表現しても大丈夫」

　ところで先に書いたとおり、ＢＰＤを抱える人の心はものすごく傷ついています。具体的には、ものすごく悲しんでいるし、ものすごく怯えているし、ものすごく寂しがっているし、ものすごく怖がっているし、ものすごく怒っているし……というように、ありとあらゆるネガティブでつらい感情が心のなかに詰まっています。そして、それらのつらい感情を感じること自体がつらいので、リストカットをしたり、お酒や薬を大量に摂取したりして、つらい感情を感じないようにするということがよくあります。

　そういった特徴を持つＢＰＤクライアントに対するセラピーでは、それがＣＢＴであってもスキーマ療法であっても、あるいは他のどんなアプローチであっても、セッションでつらい感情をセラピストに対して出せるようになることが最初の目的となります。先ほど挙げた本で紹介したさゆりさんのケースでも、マミコさんのケースでも、まずはセッションのなかでさまざまな感情を出してもらい、それを一緒に共有するところから始めました。

「自分の心がいかにつらいか」「自分の心がいかに傷ついた感情でいっぱいになっているか」

ということを自分で知るところからしかセラピーは始められません。ですから「感情を感じないようにする」傾向の大きいBPDクライアントの場合、少なくともセラピストとの関係のなかでは「感情を感じても大丈夫」「感情を表現しても大丈夫」ということを学んでもらい、さまざまな感情をセラピストと一緒に共有できるようになってもらう必要があるのです。

「つらいから助けてほしい」と言えるまで

実際、BPDクライアントはセラピストとのセッションにおいて、ときに激しく感情表出をすることがあります。悲しみに号泣したり、怒りをもろ出しにしたり、不安で身体を震わせたり、セラピストに対する不信感をあらわにしたり……。セッションという枠組みがきちっと守られてさえいれば、当事者はどんな感情を出しても構いません。というより、むしろそのようにできるようになる必要があります。

そしてBPDクライアントとのセラピーでは、実は遅かれ早かれ、当事者はそれができるようになります。なぜなら彼ら／彼女たちは大いに傷ついている人たちですし、そのことを自分自身でよく知っている人たちですから。自分の傷ついた感情に触れ、それを表現しても大丈夫だと知れば、どんなに自分が傷ついているのか、どんなに自分が悲しいか、どんなに自分が寂しいか、どんなに自分が心細いか、どんなに自分が怒っているか……といったことをセッションでも感情豊かに出してくれるようになります。

そして「つらいから助けてほしい」ということをセラピストに訴えることができるようになります。そのような切実な感情や願いを分かち合うことで、セラピーを前に進めていくことができます。さゆりさんもマミコさんもそうでした。

*

長い「まえがき」ですみません。ここまでをまとめると、スキーマ療法は当初ＢＰＤに対して構築され、最初にＢＰＤに対する治療効果がエビデンスとしてしっかり報告されたアプローチであり、また私自身がＢＰＤクライアントのケースを数多く担当するなかで、スキーマ療法がいかにＢＰＤに奏効するか、ということが実感としてよくわかってきたのでそれについて本まで書いちゃった、ということになります。

…つらいと「感じられない」人びと

泣いたり笑ったりできれば、まだいい

さて、前著（『ケアする人も楽になるマインドフルネス＆スキーマ療法』）でマミコさんの物語を書き終わったとき、私は考えました。「さて、次にどうしようか」。

マインドフルネスもスキーマ療法も私自身が自分のために体験するなかで、その絶大な効果を確信するに至っています。また臨床現場でも、実はＢＰＤ以外の障害や問題を抱えるクライアントにもマインドフルネスやスキーマ療法を提供することが増え、ＢＰＤに限らず、また精神的な障害の有無にかかわらず、多くの人に役に立つアプローチであることも経験的にわかってきました。もちろん客観的なエビデンスが、マインドフルネスについてもスキーマ療法についてもさらに積み重ねられています。

そこで、対象をＢＰＤに留まらせず、ＢＰＤ当事者ではない誰か他の人たちについて、マインドフルネスとスキーマ療法の物語を書いてみたいと思うようになりました。「ＢＰＤでなくても、マインドフルネスやスキーマ療法って、ものすごく助けになるんだな」ということを伝えたくなったのです。では、誰の物語を書けばよいのでしょうか。

そこで思い浮かんだのが、本書のテーマである「つらいと言えない人びと」です。セラピストなら誰でも知っていることだと思いますが、何かが、あるいはどこかがつらいからセラピーを受けにきているのに、そのつらさをそのままの形でセラピストに伝えられない人たちがいます。もちろん先に書いたとおりＢＰＤクライアントもそういう傾向が多かれ少なかれあるのですが、ていねいにセラピーを進めていけば、そしてクライアントの感情をしっかりと受け止める準備がセラピストに整っていれば、そのうちにさまざまな傷ついた感情を表出してくれるようになります。

クライアントがセッション中に自分の思いのまま泣いたり怒ったり怯えたりすることができるようになってくれると、セラピストとしての私は「あー、よかった。これでこの人と感情的につながれる」と思い、ホッとします。セラピーを仕事にしていない人からすると、目の前のクライアントが激しく泣いたり怒ったりするのは「大変なことなんじゃないか」と思うかもしれませんが、逆です。泣いたり怒ったりしてくれることが必要なのです。

「つらい」と言えない二つのタイプ

ところがＢＰＤを抱える人以上に、はるかにそれができない人たちがいます。すなわち感情を感じられない、特に「つらい」「傷ついた」「怖い」「寂しい」「腹が立つ」といった、いわゆるネガティブな感情を感じたり、表現したりすることが本当に難しい人たち。

ＢＰＤの人たちはつらい感情を抱えていることを自ら知っているがゆえにそれを出すことを恐れるのですが、これらの人たちは、むしろ自分にそのような感情があること自体を知らない。というか無意識レベルで「知らんぷり」しています。あるいは「感情なんか馬鹿馬鹿しい」「感情なんか必要ない」「感情なんかくだらない」「感情より理性が重要」というように、感情を見下し、感情なんかあたかも「ない」かのように信じて、生きてきた人。そういう人は自分の感情だけでなく、他人の感情も見下します。感情を出す人を「レベルの低い人」として見下すのです。

一方で、感情があることは知ってはいるのですが、あるいは感情を感じられないこともないのですが、自分の感情より他人の感情を優先する癖がついてしまっている人も、自らのネガティブな感情を認め、誰かに「つらいから助けて」と言うことができません。こういう人は他人のつらい感情には敏感で、「助けてあげたい」と思うのですが、他人の感情を優先してしまっているがゆえに、自分のつらい感情をつかまえることが非常に苦手なのです。非常に自己犠牲的です。

「感じる」とは生きていること

このような「自分のつらい感情に気づけない」「つらいから助けてと人に言えない」ということが一〇〇パーセント悪い、とは言いません。つらい感情に気がつかず、つらいと人に言えないまま、人生や生活や人間関係が特に破綻することなく、一生を過ごす人だって少なくないと思います。それも一つの生き方で、私がとやかく言うことではありません。

しかし心理学や心理療法を専門とする私にとって、やはりそれはヘルシーな生き方であるとは思えないのです。人間には必ず感情があります。生々しい感情やそれに伴う思考やイメージが日々わき上がってくるのが「生きている」ということです。それはネガティブな感情であってもポジティブな感情であっても同じことです。そのような感情を意識的にせよ無意識的にせよ抑え込んで生きる、「なかったこと」にして生きる、ということ自体に無理があると思うのです。そしてそういう人が実際にセラピーの場に姿を現すことが少なくないのです。「つらいから助けてと人に言えない」人が、なぜセラピーに登場するのでしょうか。それこそそのような生き方に無理があって、何らかの不具合が生じているからです。その一人が本書の登場人物の一人である「ヨウスケさん」という四〇代の男性です。

…つらいと言えない〝オレ様〟、医師のヨウスケさん

上から目線のややこしい人

ヨウスケさんは「背中の痛み」を訴えて、私のところにCBTを受けにきました。「え⁉ なぜ背中の痛みなのに心理療法？」「背中の痛みなら整形外科に行けばいいんじゃないの」と思われるかもしれません。もっともな反応です。

しかしヨウスケさんの背中の痛みは、整形外科的なものではないことがさまざまな検査や診察によって明らかになっていました。でも痛みは確実にあります。彼は痛みがつらくて処方薬やアルコールを乱用していました。

そんなヨウスケさんが藁《わら》をもすがる思いで、「疼痛性障害」にエビデンスがあると言われているCBTを受けに来所しました。そこからヨウスケさんの物語が始まります。

ヨウスケさんは典型的な「つらいと言えない人」でした。医師であるヨウスケさんは、臨床心理士の私（伊藤）に初めから「上から目線」でした。ヨウスケさんは最初、自分の感情に触れるどころか、背中の痛みを観察することも拒否します。心の痛みどころか身体の痛みを観察することすらも怖かったのです。でももちろん「怖い」と感じていることも自分で認めることができません。

そんなヨウスケさんと私は、紆余曲折のなかで、ようやくマインドフルネスのワークに、ついにはスキーマ療法にも取り組めるようになりました。そしてわかったことは「感じないようにしていた心の痛みが背中の痛みに置き換わっていた」ということです。ヨウスケさんはようやく自分の心の痛みに自ら向き合い、「つらいと言える人」に変わっていったのです。

自己愛性パーソナリティ障害とは

ヨウスケさんは精神医学的には「自己愛性パーソナリティ障害 Narcissistic Personality Disorder：NPD」と診断される可能性があります。自己愛性パーソナリティ障害（以下ＮＰＤ）の特徴は「本当は心がうんとつらかったり心細かったりするのに、それを自分で認められず、つらさや心細さを隠したり、それらに対処したりするために、かえって不健全な自己愛で凝り固まってしまい、それによってさまざまな不具合が生じたり、対人関係がうまくいかなくなったりする」というものです。

こういう人は周囲にとってはいけ好かない「オレ様／女王様」として映ります。ですが、心のなかはつらさや心細さで本当はいっぱいなのです。しかしそのことを自分でも認められません。そのうちに何らかの不具合が身体や対人関係に生じます。しかしその不具合を素直に認めて誰かに「つらい」「助けて」とも言えません。「上から目線」で、「なんとかしろ」と要求するだけです。

なかなかややこしいですね。そしてヨウスケさんがまさにそのような「ややこしい」人だったのです。

BPDの次はNPD

実はスキーマ療法の世界では、BPDに効果があるのはすでに当然のことであり、次の治療的ターゲットとして、このNPDが注目されています。実際、私は仲間とともに、数年前に二回に分けて米国にスキーマ療法の短期研修を受けに行ったのですが、一回目のテーマがBPD、二回目のテーマがNPDでした。BPDよりさらに困難なケースとしてNPDに焦点を当て、NPDに対してどのようにスキーマ療法を適用していくか。このことを、講師によるレクチャー、講師や受講生たちとのディスカッション、受講生同士のロールプレイなどのワークを通じて学んだのでした。

ロールプレイの際には、クライアント役となってNPD当事者を演じる、ということを私自身何度もやりました。その経験を通じて、NPDを抱える人の苦しみ、すなわち「つらい」と言えず、相手に対して「上から目線」でしか接することのできない人の複雑な苦しみが、さらによく理解できるようになりました。

そして実はNPD傾向を持つ人が少なくないこと、臨床現場にもたびたび登場すること、そういうクライアントに対してセラピストが苦慮することが多々あることから、NPD傾向を色濃く持つヨウスケさんを本書に登場させることにしたのです。

…つらいと言えない〝いい人〟、心理士のワカバさん

自分自身がおろそかになってしまう人

自分の感情を抑え込むもう一つのタイプとして先に挙げたのが、「自分の感情より他人の感情を優先して、他人の世話ばかりしてしまう人」でした。本書ではこちらのタイプの「ワカバさん」という、これもまた四〇代の女性が登場します。

「オレ様／女王様」的なヨウスケさんと違って、ワカバさんのような自己犠牲的な人はいわゆる「いい人」、それも「すこぶるいい人」として他人に映るので、たいていの場合、周囲の人たちから好かれ、頼りにされ、重宝されます。当事者もそれに応えてさらに自己犠牲的に他人

のケアをしつづけることになります。

これの何がまずいのかと言うと、自分自身のケアが置き去りになってしまう、ということです。自分の心身がつらくても、それに気づかず、あるいは気づいても気づかなかったことにして、他人の世話ばかり焼いているうちに無理を重ね、何らかの不具合が生じてしまうのです。

このようなパターンから脱するためには、やはり自らのつらさを自分自身で認め、それを自分一人でなんとかしようとするのではなく、他者に手助けを求めることです。そして周囲の人が抱える問題を、「私がなんとかしなくちゃ」と思って解決しようとするパターンを手放し、「自分は自分」「他人は他人（すなわち自分ではない）」ということをしっかりと実感し、自分自身の人生を生きられるようになることです。

そのために役に立つのが、「今・ここの自分」をしっかりと感じるためのマインドフルネスや、自分の生き方の根っこやパターンを知り、それを乗り越えるためのスキーマ療法です。

多くの援助者に共通する特徴

ワカバさんは私と同じ臨床心理士で、ＣＢＴを学ぶためにスーパービジョンという教育的なセッションを求めて来所しました。すなわちセラピストとして、担当するクライアントのために、より効果的なセラピーを提供できるようになることを目的に、私のところにやってきました（「クライアントのため」というのが、すでに自己犠牲的ですね）。

ＣＢＴを私と一緒に学ぶうちに、ワカバさんは、「他人のため」ではなく「自分のため」にＣＢＴを活用する必要性を感じ、それがひいてはマインドフルネスやスキーマ療法に展開していきました。最終的にはマインドフルネスやスキーマ療法を通じて、ワカバさんは、他人をケアする前に、自分自身をケアすると同時に、人に自分のつらさを伝えられるようになりました。そしてもう少し楽な気持ちでセラピストとして仕事ができるようになりました。

スキーマ療法を構築したジェフリー・ヤング先生（注：敬意を表して「先生」と呼びます）曰く、治療者や援助者はワカバさんのような特徴を持つ人が多いということです。本書の読者のなかには、治療者や援助者として仕事をしている人が少なくないと思います。ワカバさんのケースは、ワカバさんのようなクライアントの援助に役立てていただくのと同時に、もしご自身にワカバさん的な傾向があれば、ぜひ自分の生き方の見直しに役立てていただければと思います。

ヨウスケさんもワカバさんも一つのサンプル

一つだけ注意点を。本書ではＮＰＤ的なクライアントとしてヨウスケさんという医師を、そして自己犠牲的なクライアントとしてワカバさんという臨床心理士を、物語の主役に据えましたが、これらはあくまでもフィクションです。私がこれまでに経験した事例や学んだことを通じてつくり上げた物語です。

決して医師にＮＰＤを持つ人が多いとか、臨床心理士はおしなべて自己犠牲的だ、と言いたいわけではありません。あくまでそれぞれ一つのサンプルとして，そして医師とか心理士とかそういうことを超えた汎用性の高いサンプルとして読んでもらえればと思います。

そしてマインドフルネスとスキーマ療法が，どんな人にでも大いに役に立ちうるツールであることを実感していただき，できれば読者の皆様自身も自分のために役立てていただけるとうれしいです。

＊

ずいぶん長い「まえがき」になってしまいました。こうやってついつい長く原稿を書いてしまうのが私の癖で，今回も医学書院の編集者である白石正明さんをだいぶ困らせてしまいました。長らくお待たせしましたが，こうして本書を世に出せることになって本当にうれしいです。白石さん，ありがとうございました。またこの本を書かせてくれたのは，これまでにセラピーで出会ったすべてのクライアントの皆様です。心から感謝申し上げます。

二〇一七年九月吉日

伊藤絵美

第1章

ヨウスケさんと行った マインドフルネス

1 ヨウスケさんとの出会い

典型的な〝オレ様〟系クライアント

初日のインパクトが大きい人たち

私が運営するカウンセリングオフィスは、チラシやホームページ上では「認知行動療法の専門機関」であると謳っています。決してスキーマ療法の専門機関であるとは宣伝していません。認知行動療法を始めてみて、必要だと判断したらスキーマ療法を導入する事例が何割かある、というのが実態です。

興味深いのは、スキーマ療法を開始することになった事例を後から振り返ってみると、初対面のときの当事者の印象が強烈だったなあ、と思う場合が少なくないことです。前著『ケアする人も楽になるマインドフルネス＆スキーマ療法』で紹介したマミコさんもそうでした。服装とメイクと本人の言動と醸し出す雰囲気が見事なほどちぐはぐでまとまりがなく、それがこの人の心理状態をそのまま映し出しているんだろうなあ、さぞかし大変なことだろうなあ、と驚いた記憶があります。

本書で紹介するヨウスケさんという男性クライアントの場合も、インパクトの中味はマミコさんとはまったく違ったものでしたが、初対面（すなわちインテーク面接）での印象があまりにも強烈で、今でも私の記憶に鮮明に焼き付いています。

いきなり上から目線で眺めまわす

当時の私は、２ＬＤＫの賃貸マンションを借り、数名のスタッフ（心理士）を雇用してオフィスを運営していました（その後オフィスは一軒家に移り、スタッフの数も増えました）。当時、インテーク面接（初回面接）はすべて私が担当しており、ヨウスケさんにも私自身がインテーク面接を行いました。

私がヨウスケさんを部屋に招き入れ、自己紹介をすると、彼は私を文字どおり「頭のてっぺんから爪の先まで」品定めするかのように眺めまわし、「ふーん、伊藤さんというのね。あなたがここの所長さんですか」と言いました。

「はい、そうです」と答えつつ、私にはすでにピンときていました。彼は典型的な〝オレ様〟

系クライアントです。

彼が持参した紹介状を私はすでに目にしていたので、ヨウスケさんが私より年上の四八歳の男性で、内科の開業医であることは知っていました。もちろん年上で社会的地位が高い男性だからといって、そのすべてがオレ様系クライアントではありません。しかし臨床現場で私自身がときおり出くわすのが、私より年上で（最近は私自身が年をとってきたので、そうでない場合も増えてきましたが）、医師や弁護士や会社経営者など、社会的地位が高いとされる職業につく男性が、女性の臨床心理士（小さなマンションの一角で細々と開業している心理士は、社会的地位という意味ではかなり劣位に位置づけられるでしょう）である私に対して、最初からオレ様的な振る舞いを示すという状況です。

こちらは女王様然として

長年の経験から、また理論的にも、「オレ様に屈したら終わり」ということが私にはわかっているので、こういうときはこちらも「女王様」然として、決して屈せずに落ち着き払って堂々と振る舞うに限ります。

なぜそうする必要があるのでしょうか。

なぜ「オレ様に屈したら終わり」なのでしょうか。

彼ら（と書きつつ、ときおり女性でもそういう方はいらっしゃいます。〝女王様〟系クライアントです。

基本的に彼女たちも彼らと同じですが、ここでは便宜上「彼ら」と書きます）はどんなにオレ様的に振る舞おうと、実際にはとても困っていたり苦しんでいたりする人たちです。だからこそセラピーを受けにここに来ているわけです。

しかし他者に対して、特に自分より「劣位」にある人に対して、オレ様的に振る舞うことがすっかり習慣になってしまっているため、また、助けを求めること自体が自分の弱さを露呈することになるので（彼らは弱いことはダメなこと、それが露呈すること自体が「負け」であると信じています）、「困っているから助けてほしい」というような「助けの求め方」ができません。どうしても振る舞いがオレ様的になってしまいます。

一方、彼らは日常生活においてオレ様的に振る舞い、劣位にある他者（部下や家族、そしてたとえばタクシー運転手やウエイトレスなどサービスの提供者）を屈服させることに慣れ切っています。彼らは劣位にある他者を、まさに劣位にあるがゆえに馬鹿にしています。

彼らが屈服させようとするから、周囲の劣位にある人は彼らに屈服するのですが、それによって周囲の人びとの「劣位性」がさらに明確になり、彼らは周囲の人びとをさらに馬鹿にする。こんな循環が成り立っています。

なぜ屈服したら終わりなのか

さて、そういうオレ様系クライアントに、セラピストである私（女性、年下、開業心理士、オフィスがしょぼいなどによって社会的には完全に「劣位」）が屈服したらどうなるでしょう。

前述したとおり、実際には劣位だろうが何だろうが、彼らは本当は私に助けてもらいたいのです。だからここに来ているのです。でも「助けてください」と言えません。いつものように相手を屈服させるような態度しか示せません。

その態度に対し、彼らを助けるべき立場にある私が屈してしまったら、彼らは私を馬鹿にせざるを得なくなってしまいます。内心、「この人だったら助けてくれるかも」と思ってせっかくやって来たのに、目の前にいるセラピストは周囲の劣位の人と同様に、自分に屈服しているのです。

この時点で「この人だったら」という期待は粉々になってしまいます。彼らは私を馬鹿にして、「こんな奴がこのオレ様を助けられるはずはない」と早々に結論づけて、セラピーは開始されないか、されたとしても早々とドロップアウトしてしまうでしょう。

だからこそセラピストである私は、どんなに自分の劣位性を指摘されようとも、屈することなく堂々と振る舞いつづける必要があるのです。「おや、この人は自分のまわりにいる人とは違うな。セラピストとして信じてみてもいいのかも」と思ってもらう必要があります。社会的地位の高さや低さに関係なく、私自身の振る舞いを通じてそれを示す必要があります。

実際、私はこのようなからくりに気づき、オレ様系クライアントに決して屈しない、ということを強く決意し、そのように振る舞えるようになってから、最初は苦手だったこの手のクライアントに対し、さほど苦もなく接することができるようになったという経緯があります。[*]

オレ様系クライアントに対し、「劣位」にあるセラピストが屈してはならないことがおわかりいただけたでしょうか。

そういうわけで、こちらを値踏みするようなヨウスケさんの最初の言動に対しても、「あ、典型的なオレ様系クライアントの振る舞いだ」と自分のなかで確認しただけで、私自身は動じ

［＊］「屈せずに堂々と振る舞う」と書きましたが、それは彼らの優位に立つことを示しているのではありません。「優位・劣位」といったパワーゲームに入ってしまったら、それはそれで彼らの思う壺です。彼らは人との関わりを優劣でとらえており、だからこそオレ様的振る舞いで人の優位に立とうとしているのですから。セラピストにとって必要なのはそのようなパワーゲームに入ることなく、目の前のオレ様を「実は困っている人」「実は助けを必要としている人」として真摯に対応しつづけることです。

またオレ様が度を越した要求や言動を示したときは、正直言ってこちらも困ってしまうときがあります。その場合、度を越した要求や言動に対してはきっぱりと対応しつつも、「困ってしまう」というセラピストの反応も正直に示す必要があります。「あなたにそうふうに言われると私は困ってしまうのです」「ですがあなたの要求には応じられません」というふうに反応するのです。

こういうふうに反応することによって、自分のオレ様的言動が人を困らせること、しかし目の前のセラピストは困りつつもオレ様の言動に屈することはないことを彼らに示すことができます。そして同時に「人は困ることがある」「困っているということを相手に示してもよい」「困っているということを相手に示しても、それは決して〝負け〟ではない」ということを彼らに示すことができます。これは重要な教育効果です。なぜなら彼らは自分が「困っている」ということを素直に人に出せない人たちだからです。

ることなく、落ち着いて対応しました。特に相手の目を真っ直ぐに見ることはとても重要です。私がヨウスケさんの目を真っ直ぐに見つめると、彼はちょっとだけたじろぐような反応を見せました。そんな感じでヨウスケさんとのインテーク面接が始まりました。

「私からの質問にお答えいただけますか？」

インテーク面接で聴取した内容はこの後で具体的に紹介するとして、ヨウスケさんは、面接中もことあるごとに質問を差し挟んできました。

「伊藤さんはおいくつなんですか」
「結婚していますか、子どもはいますか」
「大学はどちらですか、何学部だったんですか」
「学位は何をお持ちですか」
「これまでのキャリアを教えてください」
「留学したことはありますか」
「なんでこんなところで開業しているのですか」
「これまでの業績を教えてください」
「大学で教えることはあるのですか」
さらにオフィスの立地やインテリアをけなすようなことを言ってみたり、当機関のキャンセルの仕組みが気に入らないので自分はそれに従うつもりはないといったことを言ってみたりもしてきました。その態度は「尊大」としか言いようがありません。

私はそのたびに、「今日はインテーク面接といって、あなたについていろいろと教えてもらい、ここで認知行動療法を始めるかどうかを決めることがその目的です。私やオフィスについてあなたに知ってもらうことが目的ではありません。私からの質問にお答えいただけますか？」と言って、話をインテーク面接のアジェンダ（聴取すべき項目）に戻す、ということをしました。

ヨウスケさんはいくぶん不満げでしたが、私が話を元に戻せばそれにはついてきてくれました（ここでヨウスケさんの質問に私が素直に答えはじめたら、それで私が彼に「屈した」ことになり、インテーク面接自体が成立しなくなってしまいます。私は彼に信頼されなくなってしまいます）。

……インテーク面接で語られたこと

それでは以下に、インテーク面接でヨウスケさんから聴取した話の内容を提示します。

［**プロフィール**］

ヨウスケさん。男性。四八歳。開業医。

［**主訴**］

背中の痛み。

［**治療歴**］

四〇歳を超えて、父の後を継いで内科クリニックの院長および経営者になったころより、ときおり背中に痛みを感じることがあったが、たいして気に留めていなかった。三年前（四五歳時）より痛みが強まり、また頻繁に痛みを感じるようになり、複数の医療機関にて徹底的に、また何度も検査を受けるも異常所見が見つからず、「疼痛性障害」ということに。本人は納得がいかず、今も定期的に検査を受けている。痛みがつらく、それを紛らわせるために、鎮痛薬を服用している。*

［**CBTにつながった経緯**］

同期の神経内科医（大学病院勤務）に痛みについて長らく相談していたが、とうとう「慢性疼痛だよ。精神的なものだから、治らないよ」「ぼくはこれ以上君の助けにはなれない」と言われ、さじを投げられてしまった。焦ってさまざまな文献を漁ったところ、慢性疼痛にエビデンスのある治療法として認知行動療法（CBT）があることを知る。CBTはうつ病の治療法だと思っていたので「自分はうつ病患者と同じなのか」とショックを受ける（認知行動療法については五一頁参照）。

［**現在の生活状況**］

自身の内科医院にて診療に追われる日々。ほかに、学会や研究会やセミナーにも頻繁に参加し、知識や技術の習得にも余念がない。家庭のことは妻任せ。息子たちとのコミュニケーションも少ない。[**]

二世帯住宅で半同居の両親とは没交渉。仕事以外の活動や趣味は特になし。今は特に「背中が痛いから何もする気になれない。仕事だけで精いっぱい」。

疼痛性障害とCBT

インテーク面接での情報をまとめてみましょう。

ヨウスケさんは父親の内科医院を継いだ四〇歳ごろからときおり背中の痛みを感じるようになり、三年前（四五歳ごろ）にその痛みが悪化したので、あれこれ徹底的に調べたところ特に医学的な所見が出ず、「疼痛性障害」という精神科の診断がつけられました。納得はいかなかったが、懇意にしている友人である医師にも見放され、調べたらCBTがよさそうだということで当機関に来所したということになります。

ヨウスケさんは「疼痛性障害」という精神科的な診断に不満を抱いているようでしたが、一

［＊］痛みを紛らわせるために抗不安薬やアルコールを乱用していたが、インテーク時にはそのような報告はなかった。

［＊＊］あとでわかったのだが、ヨウスケさんは妻に暴力を振るっていた。息子たちにも小さいときには同じく暴力を振るっていた。妻からは暴力とアルコール乱用を理由に離婚したいとも言われていた。ヨウスケさんは最初、それらの情報をセラピストに隠していた。「家庭は妻任せですが、まあうまくいっていますよ」などと言っていた。

方でそれ以上の身体的検査はあきらめ、自分の医院で鎮痛薬を自ら処方し、それを服用しながらしのいでいます（その効果は「気休め程度」とは言っていましたが）。

そのことや、「疼痛性障害」でインターネットを検索して当機関にＣＢＴを受けに来たということを考えると、「疼痛性障害」という診断名をある程度受け止め、服薬ではなくＣＢＴでなんとか克服したい、というお気持ちがあるようだと私は判断しました。

ヨウスケさんが調べたとおり、疼痛性障害をはじめとする「慢性疼痛」にはＣＢＴはある程度の効果があります。この場合〝ある程度〟というのがミソです。身体由来、あるいは原因不明の痛みをＣＢＴで根本的に解消することはできません。ＣＢＴにそこまでの威力はありません。

しかしその痛みの原因や箇所がどうであれ、その痛みにあまりにも強くとらわれ、痛みに振り回されるような生活を送ってしまっている人の場合、痛みを中心とした悪循環が起きている可能性が高く、そこをＣＢＴで突破していくことは可能です。痛みをなくすことを目指すのではなく、痛みにとらわれない生活を目指すのです。

「助けて」といえない人

私はＣＢＴの概要をヨウスケさんに紹介しつつ、このこと（ＣＢＴで目指すのは痛みをなくすのではなく、痛みにとらわれない生活を送れるようになること）を伝えてみました。ヨウスケさんはいたく不満げです。

「ＣＢＴをやって痛みが完全に消えるという約束をしてもらえないと始められませんね」と、例の尊大な態度で言います。

私は淡々とした調子で「痛みが完全に消えることは約束できない」「ＣＢＴでできることは痛みへのこだわりへの介入だけ。ただＣＢＴに取り組んだ結果として主観的な痛み自体が緩和されることがある」ということを繰り返し伝えつづけました。

最終的にヨウスケさんは、「この件（背中の痛み）については、ほかに行くところがないからね」と言って、ＣＢＴを開始することに決めました。

その言い方もいかにも「尊大」な感じではありましたが、「ああ、ヨウスケさんは背中の痛みについて追い詰められているんだなあ。真に助けを必要としているんだなあ」と私は強く感じました。そしてヨウスケさんについて、助けが必要なのにどうしても他者に「助けて」と言えない人なんだなあと、あらためて思いました。

最高のCBTを最高のセラピストから！

当機関の場合、クライアントがＣＢＴを開始することを決めたら、次に「担当者決め」を行います。当機関は所長である私のほかに、月曜日の担当カウンセラー、火曜日の担当カウンセラー、水曜日の担当カウンセラー……というように各曜日担当のカウンセラーがおり、クライアントが通える曜日や頻度と、各カウンセラーの受け入れ可能状況をすり合わせて、クライアントが何曜日に通うのか、すなわちどのカウンセラーが担当するのかを決めていきます。

ＣＢＴは「濃厚な人間的ふれあいのなかで回復を目指す」といったセラピーではなく、「セルフヘルプの考え方とやり方を当事者に身につけてもらうことを目指す」セラピーです。ですからクライアントと担当者との相性にもとづき担当者を決めるのではなく、クライアントが通える曜日と受け入れ可能なカウンセラーのいる曜日とをすり合わせて、ある意味機械的に担当者を決めています。

長年このようなやり方でやってきていますが、特に大きな問題になることはありません。ＣＢＴは習い事やトレーニングという側面が強いので、こういうやり方でも問題にならないのです（もちろん当機関のカウンセリング担当のスタッフが皆優秀で有能なので、どの曜日であれ安心して振り分けられる、ということも大きいです）。

が、ヨウスケさんの場合は大変でした。

当機関にてＣＢＴを開始することになり、いざ担当者を決める段になると、「最高の担当者じゃなければ嫌だ」「受けるなら最高のＣＢＴを受けたい」「ここに来たのは最高のＣＢＴを受けられると思ったからである。だからこそ最高のセラピストの最高のＣＢＴを受ける必要がある」と、やたらと〝最高〟にこだわります。

私からは、当機関の担当者は皆しっかりと訓練を受けており、どの担当者であっても最善を尽くすだろうと伝えたのですが、ほとんど耳に入らず若干興奮した様子で、「だって伊藤先生だってそうでしょう？　どこかで治療を受けるとしたら最高の治療を受けたいに決まっているじゃないですか」などとまくしたて取り付く島もありません。

担当者決めをめぐる数分間の話し合いによってわかったのは、ヨウスケさんが所長の私が担当者になることを望んでいる、ということでした。それは私が「所長」であるという事実からだけではなく、「今日、ここに来て、こうやって話してみて、伊藤先生ならなんとかしてくれるんじゃないかと思ったから。先生の話を聞いてＣＢＴを始めてみようと思ったから」ということでした。

「伊藤さん」から「伊藤先生」に

このやりとりから二つのことがわかります。

一つはヨウスケさんが自分の希望をストレートに伝えられないということです。私が担当することを望むのであれば「最高の治療」云々と駄々をこねずに、私に向かって「あなたが担当してほしい」と言えばいいではないですか。

しかしヨウスケさんにはそういうふうに、自分の望みをそのまま相手に伝えるスキルがないのでしょう。だからこそ前述したように、妙に〝最高〟にこだわるおかしな要求になってしまったのでしょう。

もう一つは、最初は私を「伊藤さん」と呼んでいたヨウスケさんが、ここに来て「伊藤先生」と呼ぶようになったということです。この現象は非常に興味深いです。

インテーク面接中、彼は私のことを「伊藤さん」と呼んでいました。私はクライアントに「伊藤先生」と呼ばれる場合と「伊藤さん」と呼ばれる場合があって、私としてはどちらでも構いません。クライアントさんが呼びたいように呼んでくれればそれでいいと思っています。「先生」と呼ばれたいなどとは特に思っていません（欧米ではクライアントもセラピストもファーストネームで呼び合うことがよくあるようですが、実はそういう呼び合い方に憧れていたりもします）。

しかし私は、ヨウスケさんが私を呼ぶ「伊藤さん」には、特別な意味合いを感じていました。文章で表現するのがとても難しいのですが、ヨウスケさんの「伊藤さん」は、上司が部下を呼びつけるような、「自分が上でお前が下だぞ」というニュアンスが多分に含まれているように感じたのです（「オレ様系クライアント」にはセラピストに対してこういう呼び方をする人が少なくありません）。

前にも書いたとおり、ヨウスケさんがオレ様系クライアントであると見抜いた私は、「彼に従属するような態度はいっさいとらない」という戦略のもとで、きっぱりとした態度を貫き通しました。それによってヨウスケさんは私のことを多少は専門家として、「自分に従属せず、自分を助けてくれるかもしれない存在」として信用しはじめてくれたのではないか。ヨウスケさんの「伊藤先生」という呼称の変更によって、そんなことを感じたのです。

内心そんなことに思いを馳せながら、またヨウスケさんのような人の担当を他のスタッフに委ねると苦情が出るかもしれないという、なかば自己保身的な考えもあったことから、「では私伊藤が、あなたのCBTの担当者になるということでいかがでしょうか？　最高のCBTかどうかはともかく、もちろん担当者として最善を尽くします」と申し出ました。「伊藤先生がみてくれるんですか？　よろしくお願いします」

ヨウスケさんはあっさりと了承してくれました。

「俺が上で、お前が下」の大攻防

ただ先に書いておきますが、これでヨウスケさんがあっさりと「おとなしいクライアント」になったというわけではありません（言うまでもなく、私が「おとなしいクライアント」を是としているわけではありません。念のため）。

ヨウスケさんとのCBTが開始された後も、約半年間ぐらいは、上記のような「攻防」が時としてみられました。

当機関のホームページで私の学歴を知ったヨウスケさんは、

「慶應はいいけど、先生、文学部なんでしょ？」と言ってみたり、

「臨床心理士って資格は民間資格なんですって？　ぼくたち医者とはずいぶん違うんですね」

と言ってみたり、

「うちのクリニックと先生のオフィスでは、扱うお金の規模が違うから、経営者としてのぼくの悩みなんか、先生にわかるはずがないですよね」と言ってみたり、

「女の人はいざとなれば男にすがればいいから、楽でいいですね」と言ってみたり(「セクハラ」的発言!)、

「こんなところではなく、もうちょっとマシなオフィスを借りたらいかがですか？　それとも銀行からお金を借りられないんですか」と言ってみたり(「上から目線」的発言!)。

……このように、折に触れて「俺が上で、お前が下」的なオレ様発言や、私をおとしめるような発言をしてきました。

これを心理学では「価値下げ」と言います。相手を価値下げするような言動を示す人は、そうすることで自分の価値を相対的に上げたり、相手に対する優位性を保とうとしたりします。言い換えると、そうしないと自分の価値を保てないのです。

「ここまでして相手を価値下げしないと自分を保てないなんて、ヨウスケさんも大変だなあ」と思いつつ、私自身は彼のオレ様的発言にはいっさい取り合わないでいたところ、半年ぐらいでこのような言動は徐々に減っていきました。

認知行動療法とは何か

ここで認知行動療法（Cognitive Behavioral Therapy：CBT）について概説しておきましょう。ただしここでは、本書のヨウスケさんとワカバさんの事例を読むために必要な最小限の解説にとどめます。もし認知行動療法についてもっと知りたい、学びたい、ということであれば、まえがきで紹介した『ケアする人も楽になる認知行動療法入門』をお読みください。

認知行動療法（CBT）とは

認知行動療法（以下CBT）とは、ストレスやそれに起因するさまざまな症状や問題に対処するための心理学的アプローチで、心理療法の手法として用いることもあれば、セルフケアの手法として活用することもできます。CBTで目指すのは、ストレスと上手につきあうための知識とスキルを手に入れることによって、セルフヘルプの力を回復したり伸ばしたりすることです。

CBTの基本モデル

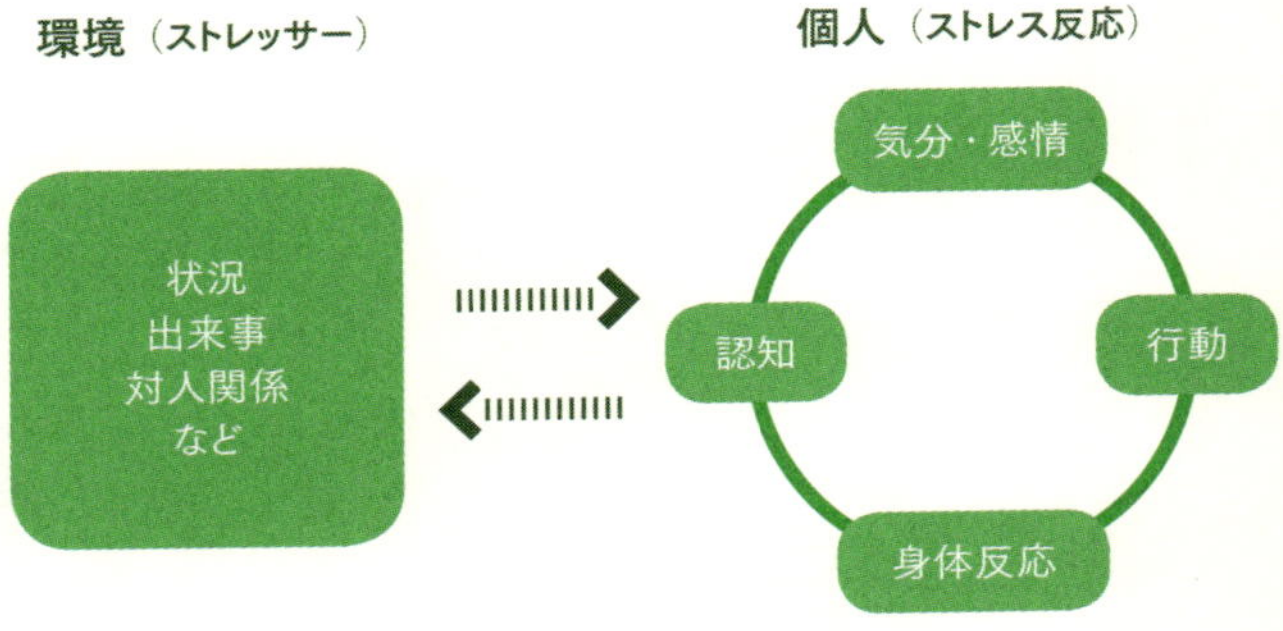

現在CBTは、エビデンスのある心理学的アプローチとして世界中で注目され、活用されています。

CBTでは、その人の体験（特にストレス体験）を理解するための枠組みとして、上図のようなモデルを用います。まずはその人のストレス体験を、環境（ストレッサー）と個人（ストレス反応）の相互作用としてとらえます。

ストレッサーとストレス反応は循環的に影響しあっています。さらにその人の反応を、〈認知〉〈気分・感情〉〈身体反応〉〈行動〉の四つに分けて、それらの循環的な相互作用もとらえていきます。

〈認知〉とは頭のなかの思考やイメージのことを言います。

〈気分・感情〉とは、たとえば「うれしい」「悲しい」「さびしい」「むかつく」「イライラする」といった心のなかの気持ちのことです。〈身体反応〉は身体に生じる生理的な反応のことです。〈行動〉は、外から見てわかるその人の動作や振る舞いのことです。

ごく簡単な例を挙げます。

▼環境（ストレッサー）

道を歩いていたら、見知らぬ男性がすれ違いざまに「チッ！」と舌打ちをした。

▼個人（ストレス反応：Aさん）

〈認知〉…………「え？　何、この人？」「私、この人に何かした？」「こ、こわい！」
〈気分・感情〉…びっくり、不安、こわい
〈身体反応〉……胸がドキッとする、手のひらに汗をかく
〈行動〉…………歩くスピードを上げ、男性から離れる。男性を見ないようにする

私たちは一人ひとり異なる存在です。同じ環境（ストレッサー）に対して、皆が同じ反応をするわけではありません。同じ舌打ちの例で考えてみましょう。

▼**環境（ストレッサー）**

道を歩いていたら、見知らぬ男性がすれ違いざまに「チッ！」と舌打ちをした。

▼**個人（ストレス反応：Bさん）**

〈認知〉…………「なんだこいつ！」「俺に喧嘩を売ってんのか！」「ふざけんなよ！」
〈気分・感情〉…むかつく、カッとなる、挑発的な気分
〈身体反応〉……頭にカッと血がのぼる、こめかみがピクンとする、全身に力が入る
〈行動〉…………男性に近づき、「何だよ、てめえ！」と怒鳴りつける

このように同じ環境でも、人によって（あるいは同じ人でもその時々の気分や体調によって）、反応は大きく異なります。これがCBTで用いる基本モデルです。

自動思考とスキーマ

CBTにはもう一つモデルがあります。それは次頁の図のように、認知を「浅いレベル」と「深いレベル」に階層的に切り分ける、というものです。

認知の階層モデル

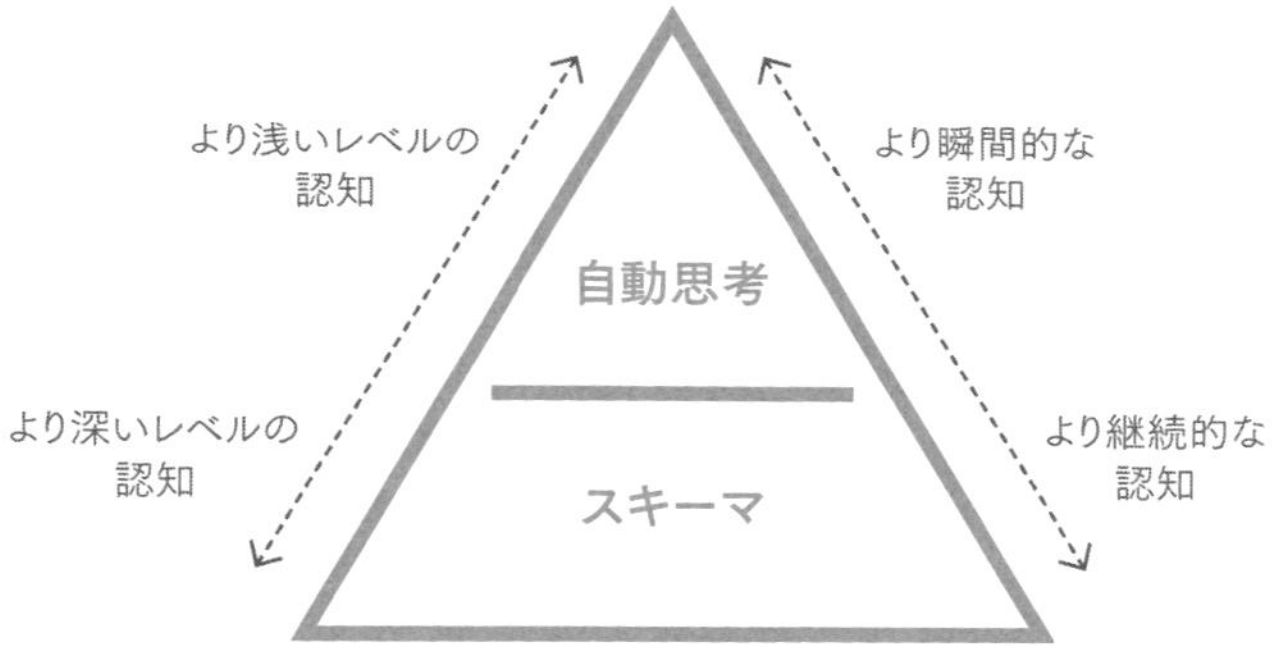

◉浅いレベルの自動思考

浅いレベルの認知を「自動思考」と言います。自動思考は瞬間的に頭をよぎる思考やイメージです。実は先の舌打ちの例で示したAさんの「え？何、この人？」「私、この人に何かした？」「こ、こわい！」という認知も、Bさんの「なんだこいつ！」「俺に喧嘩を売ってんのか！」「ふざけんなよ！」という認知も、舌打ちをされた瞬間にその人の頭をサッとよぎった自動思考です。

自動思考は認知の浅い部分で体験されます。その人の頭のなかに深く根づいた思考ではありません。時間が経てば消えてしまいます。

◉深いレベルのスキーマ

一方、深いレベルの継続的な認知を「スキーマ」と呼びます。その人の頭のなかにすでにある深い思いのようなものです。

その人の信念や自己イメージや価値観などは、自動思考のように瞬間的に頭をよぎるのではなく、すでに頭のなかに形成されているものです。それらはすべてスキーマです。私たちはふだんスキーマを意識することはあまりありません。それはその人にとってあまりにも「当たり前」だからです。

実は先の舌打ちの例でも、スキーマが隠れています。AさんもBさんも舌打ちされたことに対して、ネガティブな反応を示していますね。「やった！　舌打ちしてもらった！」「この人は舌打ちが趣味なのかな？」などといった反応ではありません。なぜならAさんもBさんも、そしてこれを書いている私も、おそらくAさんやBさんの反応を違和感なく受け止めた読者の皆様も、「舌打ちとは、気分の悪い人、イラッとした人がするいただけない行動であり、それをされて喜ぶ人はいない」ということを知っているからです。

つまり私たちは皆「舌打ちスキーマ」を持っているのです。そして舌打ちスキーマはAさんにとってもBさんにとってもあまりにも当然のことなので、「この人はいま舌打ちをしたけれども、これはどういうことなんだろう？　うれしいのかな？　怒っているのかな？　悲しいのかな？」などといちいち疑問に思わずに、不安になったりカッとなったりしたのです。

ここまでがCBTのモデルについての解説でした。

セルフモニタリング――CBTでもっとも重要なスキル

ＣＢＴで最初に取り組むのは、「セルフモニタリング」の練習です。セルフモニタリングとは、ＣＢＴの基本モデルに沿って自分の体験（特にストレス体験）を自己観察することです。

◉ストレッサーへの気づき

まずはストレッサーへの気づきです。どんなことがストレッサーになっているのか、環境における何に自分が反応しているのか、ということに気づくことが必要です。先ほどの例で言えば「見知らぬ男性のすれ違いざまの舌打ち」がそれに該当します。

◉自分の反応への気づき

次に、自分の反応（ストレス反応）を観察します。具体的には、〈認知〉に気づき、〈気分・感情〉に気づき、〈身体反応〉に気づき、〈行動〉に気づいていきます。そしてそれらの関連性にも気づいていきます。

たとえば、「ああ、いま自分は、見知らぬ男性の舌打ちに反応したんだな。それに対して、『え？　何、この人？』『私、この人に何かした？』『こ、こわい！』という認知（自動思考）

がいま出たな。だから『びっくり』『不安』『こわい』といった気分・感情がわいてきたんだ！
身体反応としては、胸がドキッとしたし、手のひらは汗をかいている。だから行動としては、歩くスピードが速くなって、男性から離れたり男性を見ないようにしたりしているんだな」という感じです。

◉ＣＢＴに不可欠

このようにストレス体験にその場で気づき、それをＣＢＴのモデルに沿って観察し、具体的に細かく気づいていくというセルフモニタリングの練習を、ＣＢＴの初期段階ではクライアントに集中的に取り組んでもらいます。そしてその後もずっとセルフモニタリングを続けてもらいます。

ＣＢＴを進めていくうえでセルフモニタリングのスキルは不可欠です。セルフモニタリングによって「自分は今どうなっちゃっているのかな」という気づきを得ることができます。ストレス体験において「自分は今どうなっているのか」という気づきがあって初めて、私たちはその体験を乗り越えたり自分を助けたりすることができるのです。

◉内的な反応には気づきにくい

ＣＢＴの基本モデルのなかでも、モニタリングしやすい要素としにくい要素があります。

たいていの人は、ストレッサー（「すれ違いざまに男性に舌打ちされた」）には容易に気づくことができます。ストレッサーは自分の外側のことだから気づきやすいのです。また〈行動〉も観察することが容易です。自分が舌打ちする男性から遠ざかったのか、それとも近づいて怒鳴りつけたのか、酩酊や解離でもしていなければ自分で気がつくことができますよね。行動もストレッサーと同様に、外側に現れる現象だからキャッチしやすいです。

一方、〈認知（自動思考）〉、〈気分・感情〉〈身体反応〉の三つははっきりと外側に現れるのではなく、頭のなか、心のなか、身体のなかに現れる、いわゆる「内的な反応」です。この三つについては比較的速やかにモニタリングができるようになる人もいれば、時間をかけて練習を重ねに重ねてようやくモニタリングできるようになる人もいます。

そしてCBTの進行にセルフモニタリングが不可欠なのであれば、内的な反応への気づきがどんなに苦手でも、そしてどんなに時間がかかってでも、それができるようになる必要が絶対にあります。上記のとおりセルフモニタリングによる気づきがあって初めて、ストレス体験の乗り越え方は見えてくるものですし、本書で後に紹介するマインドフルネス（七五頁参照）も、自らの体験に対する気づきが不可欠だからです。このあたりのことは、ヨウスケさんの事例を通じて、読者の皆様にも自然とご理解いただけることでしょう。

気づいたうえで認知と行動の工夫をする

◉なぜ認知と行動だけなのか？

ストレッサー（環境）と、〈認知〉〈気分・感情〉〈身体反応〉〈行動〉からなるストレス反応のすべてに気づきを向け、セルフモニタリングすることがCBTのもっとも重要なスキルであるのなら、なぜ「認知行動療法」と呼ぶのでしょうか？　なぜ「環境／認知／気分・感情／身体反応／行動療法」とは呼ばないのでしょうか？

その答えはセルフモニタリングの先にあります。

CBTにおいてセルフモニタリングが十分にできるようになり、その人の抱えている症状や問題のメカニズムが十分に理解できたら、次はそれらの症状や問題をどのように解消するか、あるいはどのように乗り越えるか、ということに焦点が移ります。ここで重要になるのが「コーピング（対処）」という概念です。CBTの基本モデルにおける五つの要素のうち、直接的にコーピング（対処）できるのは、〈認知〉と〈行動〉だけなのです。

◉認知はコーピングできる

自動思考は勝手に浮かんでくる思考やイメージですが、私たちは新たな思考やイメージを自ら生み出したり、意図的に工夫したりすることができます。嫌な思い出が勝手に浮かんでくるのは自動思考的な現象ですが、楽しかった思い出、自分をよい気分にさせてくれる思い出を「あえて思い出す」ということが私たちにはできます。これがコーピングです。

すれ違いざまに舌打ちされたときに、「え？ 何、この人？」「私、この人に何かした？」「こ、こわい！」と思うのは、勝手に出てきた自動思考そのものですが、たとえばその後に「いや、私、この人に何にもしていないし」「何か嫌なことでも思い出したのかな？」「でも私には関係のないことだから気にしないようにしよう」と「思い直し」をするならば、それが認知的なコーピングということになります。

◉行動もコーピングできる

同様に〈行動〉もコーピングが可能です。自分がものすごく緊張して、呼吸が浅くなっていることに気づいたら、「深呼吸をする」という行動をとって自分を落ち着かせることができます。人前でスピーチをしていて、ものすごく早口になっていることに気がつけば、「あえてゆっくりと話す」という行動を選択することができます。

すれ違いざまに舌打ちをした人に対して、「俺に喧嘩を売ってんのか！」と思って（これは自動思考ですね）、思わずその男性に近づいて「何だよ、てめえ！」と言いそうになったときに、「その言い方じゃマズいな」と思い直して（これは認知的コーピングです）、「いま舌打ちをされたようですが、私に対してですか？」と礼儀正しく尋ねる、という行動を選ぶことができます。これが行動的なコーピングです。私たちは意図的に行動を選んだり、工夫したりすることができるのです。

◉その他はコーピングできない

一方、ストレッサー（環境）は自分の好きなようにコントロールすることはできません。舌打ちする他人を止めることはできないのです。同様に〈気分・感情〉と〈身体反応〉も直接的に対処することは不可能です。「激怒してみよう」「血圧を三〇上げてみよう」「めちゃ愉快な気分になってみよう」「心臓の動きを止めてみよう」……無理ですね。

つまり先に書いたように、CBTの基本モデルのうち、コーピングが可能なのは〈認知〉と〈行動〉だけなのです。そこでセルフモニタリングによって自分のストレス体験が理解できたら、今度は何らかの認知的コーピングと行動的コーピングを用いて、ストレス体験から自分を救うのです。だからこそ「認知行動療法」という名前がついているわけです。

以上がCBTについての簡単な解説でした。

2 背中の痛みのセルフモニタリングにトライするが……

…まずはセルフモニタリングの提案

「もっと痛くなったらどうする！」と拒否

そういうわけでヨウスケさんと私とのCBTが始まりました。主訴は「背中の痛み」です。CBTの第一段階はとりもなおさず「セルフモニタリング（自己観察）」です（五七頁参照）。背中の痛みが主訴であれば、もちろんその痛みに注意を向け、モニターし、痛みの度合いやあり様に気づき、外在化（メモをしたり記録をとったり）する必要があります。

私はヨウスケさんにセルフモニタリングの必要性と重要性について説明し、日々の痛みをモニターし、記録をとってくるよう依頼しました。しかしヨウスケさんは当初、断固としてそれを拒否しました。

「痛みに注意を向けたらもっと痛くなるに決まっている。もっと痛くなったらどうしてくれるんだ！」と言い張るのです。

内科医のヨウスケさんに対して、「発熱している人が熱を測ったからといってさらに熱が上がるわけではないでしょう？　それと同じです」と説明しても、「熱と痛みは違うんだ！」と言い張り、モニタリングを拒否します。

ここには二つの仮説があることになります。「背中の痛みをモニターしても痛みはひどくならない」という私の仮説と、「痛みをモニターするとさらに痛みが増す」というヨウスケさんの仮説です。

私は二つの仮説をヨウスケさんに提示し、「ひとまず痛みをモニターしてみて、どちらの仮説が正しいか検証してみませんか？」と提案しました。

ヨウスケさんはまだ渋い顔をしています。

「痛みをモニターして痛みがひどくなるようであれば、そこでモニターをやめてください。あなたの仮説が正しかったということになるのですから」とさらに畳みかけたところ、

「……わかりました。トライしてみます」

ヨウスケさんは痛みのモニターにチャレンジすることにようやく同意してくれました。

モニターしないのではなく、「できない」

そこで「０：まったく痛くない」「１００：この上なく痛い」という基準をつくって、「今の痛みはどれぐらいなのか」と痛みに注意を向けるというワークを、セッション中にさっそくやってみました。ヨウスケさんに目を閉じてもらい、私はこのように言いました。

「ご自分の背中に注意を向けてください。痛みを感じますか？　その痛みの程度はどれぐらいですか？　０から１００の数字で答えてください」

ところがヨウスケさんはすぐに目を開けてしまいます。そして言うのです。

「先生、怖くてできません」

「怖いってどういうことですか？」

「たしかに痛みはあるんです。間違いなく痛いんです。でもそれをモニターしようとすると、とにかく怖くてできないんです。目を閉じているのも怖いんです」

そうヨウスケさんは訴えます。ヨウスケさんは背中の痛みを「モニターしない」のではなく、「モニターできない」ということがここで判明しました。

その後の話し合いやワークを通じてわかったのは、ヨウスケさんは背中の痛みどころか、自分の内的な体験を、ＣＢＴの用語で言うと、〈認知（自動思考）〉〈気分・感情〉〈身体反応〉をことごとくモニターできないということでした。ヨウスケさんがモニターできるのは、自分の

CBTの基本モデル

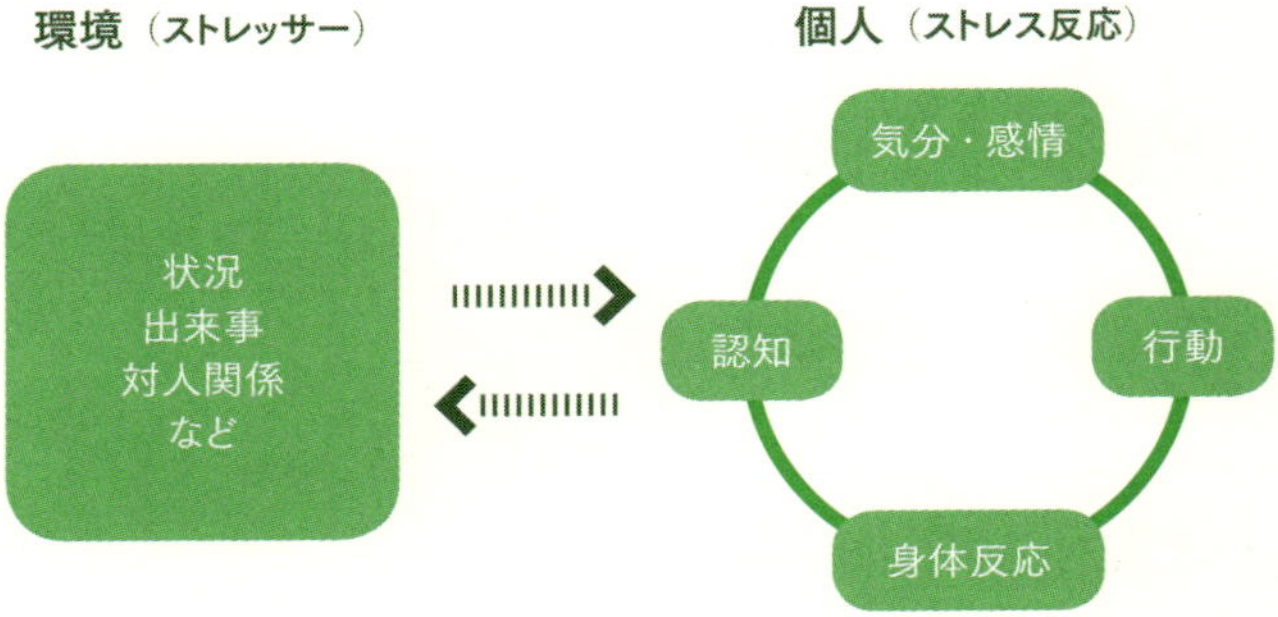

外側にある環境（ストレッサー）と、自分が実際に起こしている〈行動〉だけです。

すべて外的なストレッサーとして体験している

ＣＢＴの基本モデルを再度上に提示します。すでに述べたとおり、ＣＢＴではこの基本モデルを通じて自らの体験をセルフモニタリングする必要があり、多くの人はある程度練習すればそれができるようになります。ところがヨウスケさんの場合は、セルフモニタリングの練習をしようとすると、とたんに「ダメ」「怖い」「できない」と言ってそこで止まってしまいます。

彼がモニターできるのは、基本モデルで言うと最初の入り口である〈ストレッサー〉と、最後の出口である〈行動〉だけです。その間にある〈認知〉〈気分・感情〉〈身体反応〉がその人の「内的体験」ということになるのですが、そこに目を向け、観察することがことごとく難しいのです。

おそらく身体反応である「背中の痛み」も、彼は内的な〈身体反応〉としてではなく、外的な〈ストレッサー〉として体験しているのでしょう。「背中が痛いから（ストレッサー）、認知行動療法を受けに来ている（行動）」といった具合に。

「やったことがなかったからできない」のでは？

実は前著『ケアする人も楽になるマインドフルネス＆スキーマ療法』で紹介したマミコさんと同様、ヨウスケさんも何かが邪魔して、セルフモニタリングが妨げられているのです。マミコさんの場合はトラウマ体験による強烈な傷つきが背景にあり、傷ついた自分の感情にアクセスすることが怖くてできなかったのですが、ヨウスケさんの場合はどうなのでしょうか。どうして彼は感情のみならず、認知や身体反応といった内的体験に近づくことができないのでしょうか。

私の仮説はこうです。「今までそういうことをしたことがなかったから」。

実はヨウスケさんのような人は少なくありません。幼少期から学業や習い事など（つまり外的な課題）を山のように課され、必死でそれらに取り組んできたという人は、「自分の外側の現象」には目を向けることができるのですが（言い換えれば、それしかできないということになりますが）、そのぶん、自らの思考や感情や身体感覚など「自分の内側の現象」に目を向けるということを学ばないで大人になってしまった人たちです。

「心が悩めない」まま大人になった人たち

そういう人は大人になったらなったで、ガンガンに仕事をします。「自分の外側の現象」である仕事に全力を注ぎます。そしてやはりそのぶん、「自分の内側の現象」に目を向けることをしません。おそらくそのまま「勝ち組」「できる人」として人生を駆け抜けてしまう人も世の中にはいるのでしょう。

しかしこのような生き方には無理があります。自分の外側の現象にも内側の現象にもバランスよく目を向けて、観察し、受け入れ、味わいましょう、というのが認知行動療法やマインドフルネスの考え方です。ヨウスケさんのような人はそのバランスが端から崩れているのです。

このような人は無理がたたると身体に症状が出やすいようです（ヨウスケさんも背中の痛みを訴えています）。

なぜでしょうか。それは「心が悩めないから」。

認知（思考、イメージ）や気分・感情といった内的な体験は大雑把にいえば「心」に属する現象です。それらの内的な体験をしていない（というか、できない）人は、「心」を使うことができません。ですから生き方に無理があっても、それを「心が悩む」ことができないのです。

「心が悩む」ことができれば、悩んだ末に何かが見えてくることがあるでしょうが、悩むことができなければそのようにはなりません。結局、無理のある生き方のつけは、心ではなく身体に出てくるのでしょう。そして身体の現象も先に述べたように、「自分自身の内的な体験」として受け止められずに、「外からのストレッサー」として体験するのです。それが私の仮説です。

…今度はマインドフルネスを提案する

「医学情報の検索はお得意でしょう？」

そういうわけでヨウスケさんに必要なのは、もちろん背中の痛みのモニタリングなのですが、それすら難しいとわかった今は、痛みについてはいったん保留にしておき、日々の生活のなかで自らの内的な体験に触れていく「マインドフルネス」の考え方とやり方を、まずは身につけてもらうことにしました。

しかしその当時のヨウスケさんは、私に対してまだまだオレ様的な言動を示すことが少なくなく、上記のようなことを「私の（すなわち伊藤の）」仮説として示すと反発を食らうことが十分に予想されました。

たとえば「それは伊藤さんの考えでしょう？」「たかだか臨床心理士の考えにどれぐらい信憑性があるんでしょうね？」などと言われかねません（当時のヨウスケさんは、その時々の気分に合わせて、私のことを「伊藤先生」と呼んだり「伊藤さん」と呼んだりしていました)。

そこでヨウスケさん自身に宿題(ホームワーク)として、マインドフルネスについてインターネットなどで調べてきてもらうことにしました。

「医学情報の検索はあなたのほうが私よりずっとお得意でしょう? だからまずはご自分で調べてきてください」と私が言うと、

「え、まあ、そうですね、そうします」とヨウスケさんは苦笑いして引き受けてくれました。

頭で理解するものではない

さて、実際にインターネットで「疼痛性障害」「マインドフルネス」といったワード(日本語および英語)で検索すると、実にさまざまな情報やエビデンスが上がってきます。次のセッションまでにヨウスケさんは持ち前のスキルを駆使してそれらについて調べ上げてきました。

次のセッションの冒頭で、彼は言いました。

「マインドフルネスがぼくにとって必要らしい、ということはよくわかりました」

「でもマインドフルネスが何なのか、ということはいくら調べてもわかりません。ぼくにはピンときませんでした」

そこで私から彼に強調したのは、次の点です。

・マインドフルネスは頭で理解するようなものではなく、体験を通じて心と身体で実感していくものである。
・だからこそかなり時間をかけて、最初はピンとこなくても、「こんなことやって何になる⁉」などと思っても、ひたすら練習を続けてマインドフルネスを体得する必要がある。
・痛みのモニタリングができなかったヨウスケさんの場合、最初から痛みに対するマインドフルネスを練習するのではなく、痛み以外を対象にして練習を開始する必要がある。

ヨウスケさんは、「背中の痛みをなんとかするためには、そうするしかないのでしょうね」と言い、しぶしぶといった体でマインドフルネスの練習を始めることに同意してくれました。

ヨウスケさんVS伊藤の白熱バトル

しかし同時に、さまざまな質問（詰問？）を私に投げかけてきました。彼と私のやりとりを以下に紹介しましょう。

ヨウスケさん　これ（マインドフルネス）を身につけるには、どれぐらい時間がかかるのですか？
伊藤　人によります。ヨウスケさんの場合、おそらく半年から一年はみていただきたい。
ヨウスケさん　えー、そんなに？　なんでそんなに時間がかかるのですか？　もっと、とっととなんとかしてほしいのに。

伊藤　先ほどあなたはマインドフルネスについて「ピンとこない」とおっしゃいました。ピンとこない人がそれを身につけ、日常の習慣にするまでには、それぐらいの時間が必要なのです。

ヨウスケさん　それは伊藤さんだからなんじゃないですか？　もっと早くぼくにそれをやってくれる専門家がいるんじゃないですか？　そういう人を紹介してくださいよ。

伊藤　もしかしたらそういう専門家がいるのかもしれませんが、少なくとも私は知りません。ご自分でお探しになりますか？

ヨウスケさん　いいえ。もうすでにここに通っているのですから、そういうことはしません。でも……

伊藤　でも？

ヨウスケさん　そんなに時間がかかるなら、そのあいだ、ぼくの背中の痛みはどうなるんですか？半年も一年も、痛みを放置するのですか？

伊藤　それはつらいですよね。

ヨウスケさん　当然じゃないですか。この痛みをなんとかするためにぼくはここに来ているのに。

伊藤　こういうことにしませんか。ヨウスケさんがマインドフルネスをしっかりと身につけ、最終的には背中の痛みに対してもマインドフルネスが使えるようになれば、痛みはかなり改善されるはずです。それはいろいろとお調べになってみてあなた自身おわかりですよね。

ヨウスケさん　ええ、まあ。

伊藤　でもそうなるまでには、それなりに時間をかける必要がある。そのあいだ背中の痛みをどうするのか、ということが気になっておられるのですよね。

ヨウスケさん　当然じゃないですか。

伊藤　なのでこうしませんか。「痛みに対するマインドフルネス」を身につけるまでのあいだ、応急処置として、「痛みに対するとりあえずのコーピング（対処法）」をリスト化しておき、それでしのぐのです。それはどちらかというと、痛みから気をそらすなど〝間に合わせ〟〝その場しのぎ〟のコーピングになるでしょう。でも何もないよりはマシですよね。

ヨウスケさん　ええ、まあ。

伊藤　マインドフルネスの練習を始める前に、何回かのセッションを使って、「背中の痛みに対する応急処置的なコーピングリスト」を一緒につくりましょう。そしてそのリストで痛みをとりあえずしのぎながら、マインドフルネスの練習を行うのです。それでどうですか？

ヨウスケさん　わかりました。先生のおっしゃることに従います。

応急処置的コーピングリスト（ただしマインドレス）

そういうわけでヨウスケさんと私は「背中の痛みに対する応急処置的なコーピングリスト」をつくりました。それを次頁に紹介します。

これらはすべて痛みを感じたときに気をそらす系のコーピングで、マインドフルネスの正反対のマインドレスなものばかりです。しかし何もないよりは何かあったほうがマシということで、ひとまずこれらのコーピングで背中の痛みをしのぐことにしました。

ヨウスケさんはこれらのコーピングをスマホに入力し、背中の痛みを感じたときはいつでもこのリストを見て、必ずどれか一つを試してみることにしました。このようなコーピングリス

背中の痛みに対する応急処置的コーピングリスト

・両足の親指にぐっと力をこめる。
・毛髪を引っ張り、頭皮に痛みを感じる。
・右手の人差し指でぐっとヘソを押す。
・お尻の穴をぎゅっと絞める。
・周囲を見渡して丸い形をしているものを挙げていく。
・周囲を見渡して赤い色をしているものを挙げていく。
・10 数えながら息を吐く。
・頭のなかで「100 から 7 を引き続ける」という暗算をする。
・頭のなかで英単語のしりとりをする。
・頭のなかで「ちくしょう！ 背中が痛いぜ！」と悪態をつき続ける。

トができて彼はとてもうれしそうです。「こういうリストがあるのはすごく助かる。今まで誰もこういうことをぼくに教えてくれなかった」と言います。同時に、「こういうことができるのなら最初に教えてくれればよかったのに」と私に恨みごとも言ってきます。

私からは「これはあくまでも応急処置。マインドフルネスのワークが進んだら、背中の痛みから注意をそらさずに、痛みをマインドフルに受け止められるようになる必要がある」と釘を刺しておきました。

マインドフルネスとは何か

ここで、マインドフルネスについて解説しましょう。読者の皆様もここはしっかりと読んでおいてください。

セルフモニタリングの延長線上にある

マインドフルネス（mindfulness）は、「サティ」という仏教用語（パーリ語という言語なのだそうです）を英訳したもので、「念」という漢字に該当しますが、現在は「気づきを向ける」という日本語が使われることが多いです。従来は仏教における瞑想実践に関する概念ですが、今では仏教の文脈を離れ、認知行動療法における主要な技法として広く知られるようになりました。

マインドフルネスとは
自らの体験（自分自身をとりまく環境や自分自身の反応）に、リアルタイムで気づきを向け、評価や判断を加えずにそのまま受け止め、味わい、手放すこと。

読者の皆様はおそらくピンときたかと思いますが、この定義はすでに紹介した認知行動療法（CBT）におけるセルフモニタリングに非常によく似ていますね（五七頁参照）。CBTで最初に行うセルフモニタリングでは、CBTの基本モデルに沿って自らの体験（特にストレス体験）をリアルタイムに観察するのでしたよね。マインドフルネスはその延長線上にあります。

判断や評価を加えない

マインドフルネスのもっとも重要なポイントは「評価や判断を加えずに」という点です。これはセルフモニタリングにおける「態度」「構え」のようなものです。

たとえばCBTの解説で紹介した舌打ちの例を思い出してみましょう（五三頁）。見知らぬ男性にすれ違いざまに舌打ちされたAさんの頭のなかには、「え？　何、この人？」

「私、この人に何かした？」「こ、こわい！」という自動思考が浮かび、「びっくり」「不安」「こわい」といった気分・感情が生じ、身体には「胸がドキッとする」「手のひらに汗をかく」という反応が生じ、その結果、「歩くスピードを上げ、男性から離れる」「男性を見ないようにする」といった行動をとりました。これらの体験にその場で気づくことをセルフモニタリングと呼ぶのでしたね。

ではセルフモニタリングがこのようにできたうえで、こう思う人がいるかもしれません。「私、何怖がっちゃっているの？　なんでこんなに不安になっているの？　馬鹿みたい」

これは「マインドフル」ではなく「マインドレス」です。自分の体験に気づけたところまではよかったのですが、その体験を評価したり判断したりしてしまっているからです。つまりセルフモニタリングによって得られた気づきを、「よい」とか「悪い」とか「好き」とか「嫌い」とかそういった評価や判断をいっさいせずに、

「今、舌打ちが聞こえた。私、その舌打ちに反応しちゃっているんだなあ」

「ふーん、それで今、私こう思っちゃったんだなー」

「へー、それで今、こんな感情がわいているんだなー」

「ほー、身体にこんな反応が出ているなー」

「そっかあ、それで今こんな行動をとっているんだ、私」


というように、「今・ここ」に起っていることを、「ふーん」「へー」「そっかあ」とそのまま

受け止め、それ以上何かを加えたりせず、味わっているうちに、それらの体験は自然と遠ざかり、消えていくので、それに任せるのです。

マインドフルネスの基本原則

ただしこれは口で言うほど簡単なことではありません。私たちは自分の体験を評価したり判断したりすることに慣れ切っているからです。マインドフルネスの具体例についてはヨウスケさんとワカバさんの事例を通じて理解していただくとして、ここではマインドフルネスの基本原則をいくつか挙げておきましょう。

＊「自分の体験を、ありのままに気づき、受け止める」ためには、自分の体験に巻き込まれず、自分の体験を見ることができる「もう一人の自分」をつくる必要があります。

＊「もう一人の自分は」は、自分の体験を、興味を持って、優しいまなざしで観察します。「どれどれ？　いま自分はどんな体験をしているかな？」といった感じです。

＊「もう一人の自分」が観察した自分の体験を、いっさい否定したり評価したりしません。そ

れがポジティブなものであろうと、ネガティブなものであろうと、その体験を「あるがまま」に受け止め、受け入れます（そもそも「ポジティブ」「ネガティブ」という判断自体が「評価」ということになってしまいますね）。

＊自分の体験はいっさいコントロールしようとしません。「ポジティブな体験は長引かせたい」「ネガティブな体験は終わらせたい」と思うのが人情ですが、マインドフルネスのワークにおいては、体験を長引かせたり、終わらせようとしたり、強めようとしたり、弱めようとしたり、ということをいっさいしません。先にも書いたとおり、ただそのまま受け止め、受け入れます。もちろん「ポジティブな体験は長引かせたい」「ネガティブな体験は終わらせたい」という思いに気づいたら、この思い自体も否定せず（「コントロールしようとしちゃダメ！」などとツッコミを入れず）、「ふーん、そう思っちゃったんだねー」とそのまま受け止めるということです。

＊つまり自分のすべての体験に対して、いっさいのコントロールを手放し、興味関心を持って、「ふーん、そうなんだ」と受け止め、味わっていると、どんな体験もそのうち消えてきますから（「消す」のではなく「消える」のです）、消えるにまかせてさよならをする、というのがマインドフルネスです。

マインドフルネスのイメージ

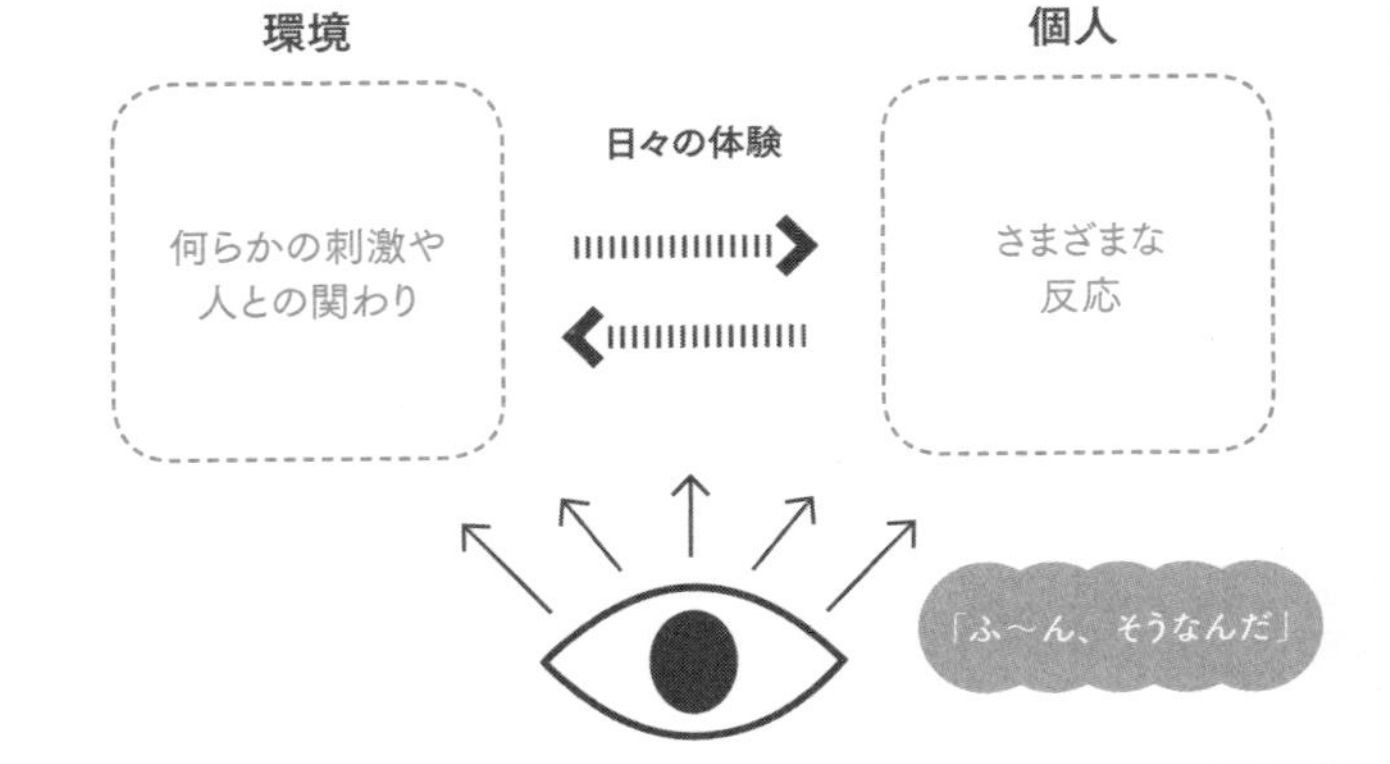

これらの原則を図にすると上のような感じになります。

マインドフルネスの練習を始める 3

なんと、ワークに入れない！

オレ様は王道で！　しかし……

そういうわけでヨウスケさんは、背中の痛みに対しては応急処置的なコーピングリストを使いつつ、セッションでは私と一緒にマインドフルネスの練習を開始しました。

マインドフルネスにはさまざまなワークがあり、まずはどのワークから練習を始めるかについて話し合いました。結局は前著『ケアする人も楽になるマインドフルネス＆スキーマ療法』のＢＯＯＫ１で紹介したマミコさんと同様に、レーズン・エクササイズから始めることにしました。

なぜレーズン・エクササイズなのか。それは私が「レーズン・エクササイズはマインドフルネスの王道です」と言ったことがきっかけです。ヨウスケさんは〝王道〟という言葉にすかさず飛びつき、「やはり始めるなら、王道からでしょう」と即断しました。王道。いかにもオレ様的なヨウスケさんが好みそうな言葉ですね。

ヨウスケさんと始めたレーズン・エクササイズはマミコさんが取り組んだものとまったく同じものです。マミコさんと同様、私たちは毎回のセッションで二〇分間、このレーズン・エクササイズに取り組むことにしました。

ここで〝王道〟に敬意を表して、本書でもレーズン・エクササイズに登場してもらいましょう。

レーズン・エクササイズ

やり方

レーズンを一粒用意します。そのレーズンを手に取って、眺め、匂いを嗅ぎ、手のひらの上で転がし、指でつまみ、口のなかに放り込み、舌先で触れ、口のなかで転がし、歯で噛み、噛み砕き、噛み砕ききったら飲み込む……というふうに、「レーズンを一粒食べる」という行動をスモールステップで少しずつ行いながら、そのときの身体感覚を一つひとつありのまま感じ、描写していきます。もちろん同時に自動思考や気分・感情が生じたら、同じようにありのままに感じ、描写していきます。

具体例

レーズンを右手でつまみ上げる。つまみ上げるときの指先の感覚を感じる

……「軽いな」……「レーズンをそのまま食べるなんてあまりないことだな」

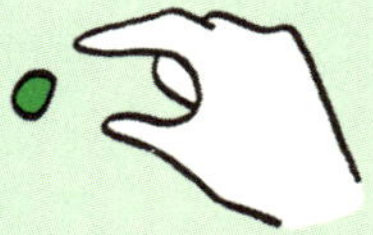

親指と人差し指の先で少し強めにレーズンをつまんでみる

……「意外と弾力があるな」……「プニプニしてる」

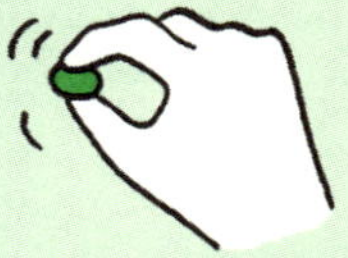

レーズンを左の手のひらに乗せて、レーズンの重みを感じてみる

……「手のひらだとこんなレーズン１粒でも重さがあるんだな」……「さっきまでレーズンをつまんでいた右手の親指と人差し指がちょっとべたべたしている感じがする」

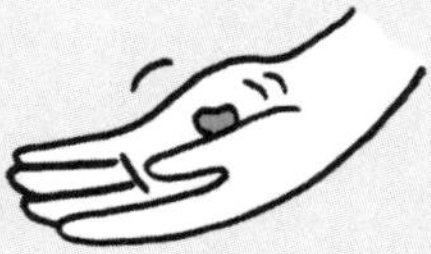

左の手のひらの上でレーズンを転がしてみる

……「意外に転がるなあ」……「ああ、手のひらがくすぐったい！」……「もうそろそろ口のなかに入れてみようかな」

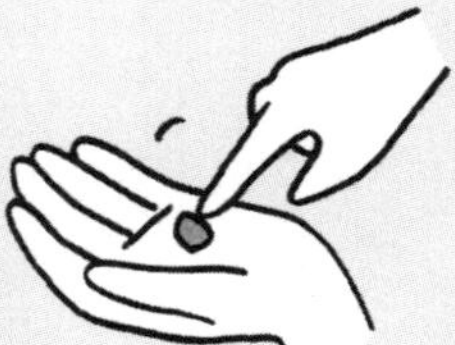

つまんだレーズンを顔に近づけて、レーズンを眺める

……「意外にグロいな」「ゴツゴツしてて岩みたい」……「いっぱい皺がある」

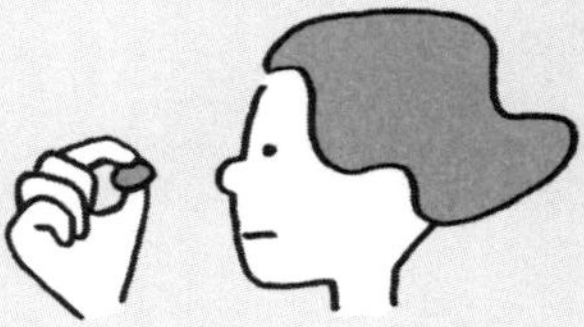

レーズンを鼻先に持っていき、匂いを嗅いでみる

……「ふーん、あんまり匂いってしないもんだな」……「かすかにレーズンの匂いがする」……「あ、鼻の奥がツンとした」……「あ、なんか口のなかに唾が出てきた」

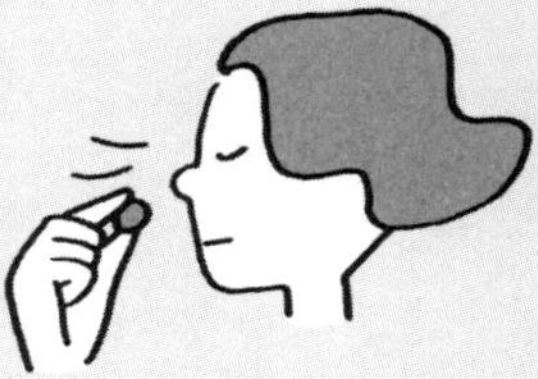

ふたたび右手でレーズンをつまんで、口のなかにひょい！と放り込む

……「お、口のなかに勢いよくレーズンが入ってきた！」……「口のなかで転がった！」「口のなかがくすぐったい！」

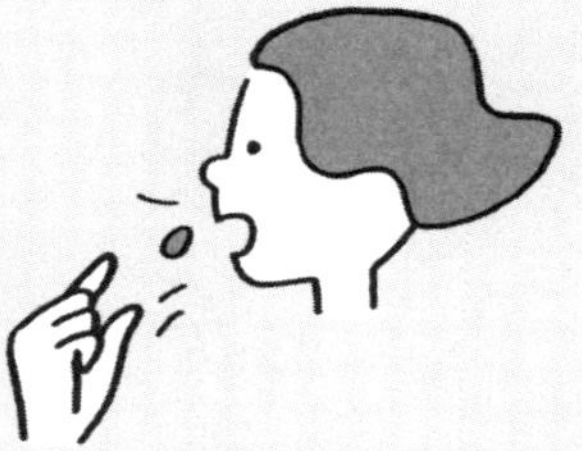

舌先でレーズンに触れたり、口のなかでレーズンをゆっくり転がしたりする（まだレーズンを噛まずに）

……「あ、レーズンの味だ」……「舌先からレーズンの味がじわって広がってきた」……「あ、口のなかに唾がじゅんじゅん出てくる」……「歯で触ると、レーズンってけっこう硬いんだなあ」

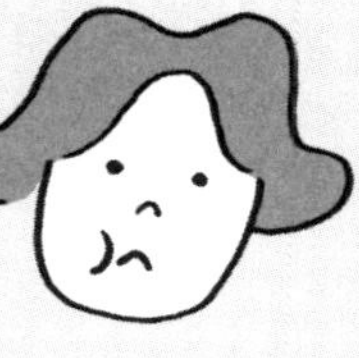

前歯や奥歯を使って、レーズンの硬さを確認する

……「けっこう弾力がある」……「ああ、もうそろそろ噛みたいなあ」……「このまま噛み切ってしまいたい」……「もう口のなかが唾だらけだ」

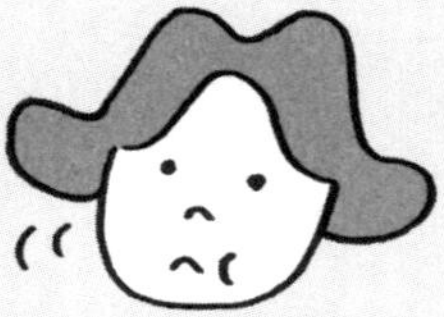

レーズンをひと噛みする

「うわぁ、レーズンってこんなに甘酸っぱいんだっけ？」……「ひと噛みしただけで、レーズンの味が舌に突き刺さってくる感じがする」

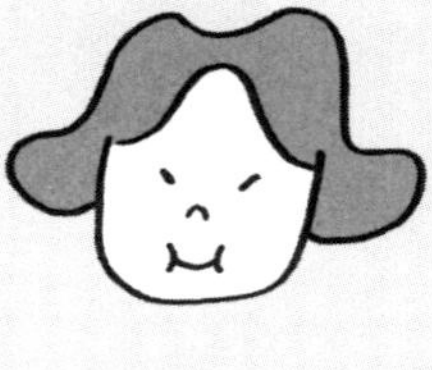

レーズンを奥歯でゆっくりと噛み砕いていく

……「わぁ、噛めば噛むほど、レーズンが細かくなっていくなあ」……「わぁ、噛めば噛むほど、口のなかがレーズンワールドになっていくなあ」……「すごい、唾ばっかり出てくるんだけど」

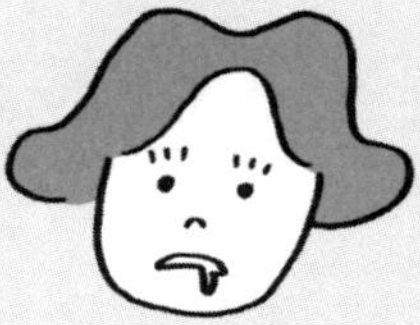

レーズンを噛みつづける

……「もうレーズンが細かいかけらになってきちゃった」……「もうそろそろ飲み込みたいな」……「いいかげん飲み込んでしまいたいなあ」

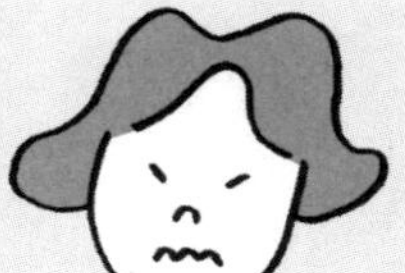

ひと噛みして２粒になったレーズンの味をしばらく感じる

……「ものすごく味が濃い」……「噛んだら鼻からも匂いが抜けてきた」……「強烈だ！」……「口のなかがレーズン風味の唾でいっぱいになってきた」

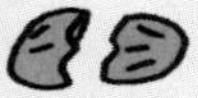

唾を飲み込む（レーズンはまだ飲み込まない）

……ごくん……「レーズン味の唾が喉を通った」

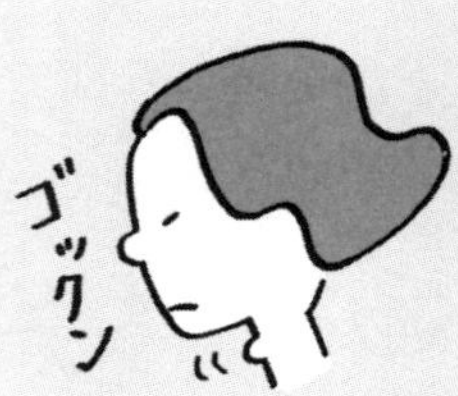

「飲み込みたい」という思いを味わいながら、飲み込む

……ごくん……「あ、レーズンのかけらが喉を通っていく」……さらにごくん……「細かいかけらが喉を通っていく」……「鼻からレーズンの匂いが抜けていく」……「口も鼻も喉もレーズンにまみれている」

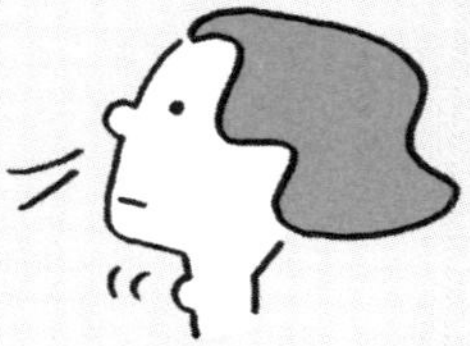

口のなかに残ったレーズンのかけらを舌で探し当てながら、すべてのレーズンのかけらを飲み込む

……「口のなかにレーズンがなくなった」……「レーズンはないけど、口のなかはまだレーズンの味が残っている」……「レーズンの余韻がする」（以上）

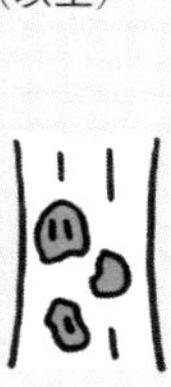

解説

「たった一粒のレーズンを食べる」という行動を細分化し、その行動をゆっくりと少しずつ進めながら、そのときの身体感覚（五感）、自動思考、気分・感情を一つひとつ大事に受け取って、味わいましょう、というワークです。レーズン一粒食べるというシンプルな行動に、実にさまざまな感覚、思考、気分がギューッと詰まっているのが、おわかりいただけたでしょうか。

こういうふうに行動を細分化し、一つひとつを味わう、というワーク自体に慣れていない人は、「もどかしい」「もっと早く先に進みたい」という自動思考や気分・感情が生じるかもしれません。そうしたら「今、『もどかしい』って思っちゃったなあ」「私、先に進みたがっているんだなあ」と受け止めつつ（つまりそれらの思考や感情もマインドフルに味わいつつ）、ワークを行ってください。慣れてくると、このワークのなかにゆったりと留まって、一つひとつの細かい体験を大事に味わえるようになります。

難癖をつけまくるヨウスケさん

ＢＯＯＫ１のマミコさんは最初、エクササイズを始めると「めんどくさい」「馬鹿馬鹿しい」と駄々をこねることが多かったのですが、その「駄々」についてもマインドフルに受け止めながら毎回続けていくうちに一〇回目ぐらいからはレーズンをじっくりと眺め、触り、口に入れて味わえるように変化しました。

ヨウスケさんはどうだったでしょうか？

……マミコさんよりもっとひどい「駄々」の連続でした。マミコさんはワークのなかで駄々をこねまくりましたが、ヨウスケさんの場合、最初はワークにすら入れませんでした。

「ではレーズン・エクササイズを行いましょうか」

そう言って私がレーズンを取り出そうとした瞬間に、

「こんなことやって何になるんでしょうかね」

「こんなくだらないことのために一万円を払うのか[*]」

「クライアントにレーズンをちんたら食べさせてお金をもらえるなんて、伊藤さんの仕事も楽でいいですね[**]」

［＊］当機関のセッションの料金が税抜きで一万円なのです。
［＊＊］こういうときは「伊藤さん」になります。

このように駄々というよりはさまざまな難癖をつけ、ワークに入ろうとしません。これはどういうことでしょうか？

頭ではわかっているが心と身体が拒んでいる

ヨウスケさんは頭では、マインドフルネスのワークが自分には必要だとわかっているはずです。おそらく頭ではなくヨウスケさんの心と身体が、マインドフルネスのワークを拒んでいるのでしょう。

マインドフルネスとは、自分の生の体験に触れることです。生々しい感覚や思考に直接触れていくのがマインドフルネスです。そしてそれはまさにヨウスケさんが今までまったくやってこなかったことです。

ヨウスケさんは怖いのでしょう。何かを初めて体験するというのは誰にとっても怖いものです。だったら「怖い」と言えばいいのに、ヨウスケさんはそれすら言えません。それはヨウスケさんが「怖い」という感情をモニターできないからです。また仮にモニターできたとしても当時のヨウスケさんであれば、彼のオレ様的メンツが邪魔して、私に対して「怖い」とは言えなかったでしょう。

そういうわけで一回目のレーズン・エクササイズは、私がレーズンを取り出す前に時間切れになってしまいました。私は、次のセッションまでにマインドフルネスについてもう一度ヨウスケさん自身で調べ、それが自分にとって必要かどうか、ここで一緒にワークを行うかどうか、自分で決めてくるよう彼に求めました。

今度は石のように固まった

次のセッションでヨウスケさんは言いました。

「やはりぼくにとってマインドフルネスは必要なようです。レーズン・エクササイズをやらせてください」

しかしいざ始めようとすると、前回のように難癖をつけるわけではないのですが、ヨウスケさんは石のように固まってしまいました。私が差し出したティッシュに乗ったレーズンを取ろうと手を伸ばそうとしたら、そこで固まってしまったのです。

「どうしたのですか？」と尋ねると、

「わかりません。レーズンを取ろうとしたら身体が動かなくなってしまったのです。今日はレーズン・エクササイズをやろうと決めてここに来ました。自分ではやるつもりでいるのです。でも身体が固まってしまうのです」

私は言いました。

「その身体の感覚に注意を向けてください。これも重要なマインドフルネスのワークです。レーズンを取ろうとすると、あなたの身体はどんなふうになるのでしょうか？」

ヨウスケさんは答えます。

「よくわかりません。固まってしまうとしか言いようがありません」

私が言います。

「目を閉じて、身体の感覚に注目してみましょうか」

ヨウスケさんが答えます。

「目を閉じようとすると、今度はまぶたがそれを拒否して、目を閉じることができません」

私「拒否する感じがするのですか？」

ヨウスケさん「ああ、たしかに。拒否する感じがあります」

私「それは、なじみのある感じですか？　それとも今まで感じたことのない新しい感覚ですか？」

なんと部屋から逃走！

私がそう尋ねたところ、ヨウスケさんの顔がみるみる真っ赤になっていきました。そして「話したくありません。今日はもう帰っていいですか？」と言って、唐突に立ち上がり、部屋から出て行こうとしました。

「ちょっと待ってください。今ここで、とても大事なことが起きているんだと思います。そのことについて今ここで一緒に話し合いませんか」

そう私が言っている最中に部屋から出て行ってしまいました。そして受付で次の予約をとり、料金を支払い、帰ってしまったのです。

ヨウスケさんにも言ったとおり、何か大事なことが起きているのは一目瞭然でした。今日ここでそのことについて話し合えなかったのは残念ですが、彼が次の予約をとって帰ったので、そのときに話し合えばいいやと私は考えました。

しかし彼は次の予約を無断でキャンセルしました。しばらく待ってみましたが、新たな予約をとることもありませんでした。一か月たったところで私から受付経由でメールでメッセージを送りましたが、返信はありませんでした。

カウンセリングはこちらから強要できるものではなく、クライアントが自発的に来所して受けるものです。したがってこちらからはそれ以上働きかけはせず、彼のことが非常に気にはなるものの、私は待ちつづけました。

ただなんとなく、「彼はまたここに来るのではないか」という予感はありました。そしてその予感どおり、一年後にヨウスケさんから電話で予約が入り、私のオフィスに登場しました。

…そして一年後……

ヨウスケさんの告白

一年ぶりに現れたヨウスケさんの様子は、オレ様からは程遠いものでした。自信満々の様子が影を潜め、なんだか一回り小さくなったように感じます。

その一年ぶりのセッションでヨウスケさんは「お話ししなければならないことがあります」と切り出して、実はずっと妻に暴力を振るっているということについて話してくれました。聞いてみると日常的に暴力を振るうということではなく、妻の言動で何か気に障ることがあるとスイッチが入ってしまい、妻をなじったり（言葉の暴力）、実際に殴る蹴るの暴力を振るったりしてしまうのだそうです。実はそのことで妻からも離婚を要求されており、大きくなった息子たちは当然妻の味方であり、家庭内では四面楚歌なのだそうです。

ヨウスケさんは背中の痛みと妻への暴力はまったく別のことだと考えていたので、私にこの話をあえてしなかったのだそうです（もちろんヨウスケさん自身が自らの暴力を恥じているということもあったのでしょう。インテーク面接では家族関係は「良好」と言っていたのですから）。

しかしながら、一年前のセッションで、レーズン・エクササイズにトライしようとして身体が固まってしまったとき、「それは、なじみのある感じですか？　それとも今まで感じたことのない新しい感覚ですか？」と私に聞かれた瞬間に、その感覚が妻に暴力を振るう直前の感覚とまったく同じであることにヨウスケさんは突然気づいたのだそうです。

そして、そのままここ（セッションルーム）にいたら、私（伊藤）を殴ってしまうのではないかと恐ろしくなったので、セッションの途中であるにもかかわらず帰ってしまったのだそうです。

「こんなぼくを先生は軽蔑しますよね」

この一件で背中の痛みと妻への暴力が「関係ないはずがない」ということをヨウスケさんは認めざるをえなくなってしまいました。

背中の痛みと同様、妻への暴力も彼にとっては「なんとかしたい」問題でした。誰かに相談し、助けてもらいたいと考えていました。しかしそのことをここで私に話すのには抵抗感がありました。というのも、自分の背中の痛みについて真剣に受け止め、なんとかしようとしてくれている唯一の人（伊藤のことです）を、暴力の話をすることによって失ってしまうのではないかと思うと恐ろしかったのだそうです。

結局一年間彼は悩みつづけ、「妻への暴力についてもここで正直に話して手助けしてもらいたい。ほかに自分を助けてくれる場所はない」と覚悟を決めて、今日ここに来て、このように話してくれたのだそうです。彼の表情にはまったくオレ様的な様子はなく、真剣そのものでした。

ひととおり話し終えた後、ヨウスケさんは私に聞きました。

「突然中断し、せっかくご連絡もいただいたのにお返事もせず、いきなりこのように現れて『助けてほしい』と言われても、先生だって困りますよね。しかも妻に暴力を振るっているわけですよ。こんなぼくを先生は軽蔑しますよね」

私がヨウスケさんを軽蔑するわけがありません。妻への暴力はもちろん「非常にいただけない行為」です。これについては知ってしまった以上、私も介入しなければなりません。しかしこのような他人に言いづらい話を、勇気を出して話してくれたヨウスケさんに対して私は感動しました。さらに、感情にまったく触れられないと思っていた彼の口から、「抵抗感」とか「恐ろしい」とか「悩んだ」という言葉が出てきたことに私は驚いていました。その言葉には感情がこもっていました。

「軽蔑しますよね」というヨウスケさんの問いかけに対して、私は答えました。

「いいえ。あなたのことはずっと気にかかっていました。今日は来てくれたこと自体が本当にうれしいのです。そして話しづらいことをよく私に話してくれましたね。とても勇気のいることだったと思います」

ヨウスケさんの目の奥がちょっぴりうるんだようです。

妻への暴力が最優先課題

彼の背中の痛みはまったく変わっていないそうです。ただし応急処置的コーピングリストはかなり役に立っているようです。

「これがあると背中の痛みにやられっ放しになっているのではなく、自分が痛みに対して何かできている、なんとか対処できていると思えるので本当に助かる」とヨウスケさんは言いました。

ただしやはりこれは応急処置にすぎず、痛みに本格的に取り組むにはやはりマインドフルネスを身につけることが必要だろうという結論に私たちは至りました。

しかしその前に妻への暴力について詳しく話を聞き、必要であれば夫婦関係の調整をすることを優先しなければなりません。ヨウスケさんもそれに同意してくれました。

夫婦関係の調整 4

暴力という新しい問題

暴力を振るうと背中の痛みが楽になる

ヨウスケさんによれば、結婚して子どもが生まれた数年後ぐらいから、妻の言動に気に入らないことがあると、暴言を吐いたり、殴る蹴るなどの暴力を振るったりすることが断続的に続いているのだそうです。

さらに背中の痛みを感じはじめた一〇年ほど前からは、その痛みによるイライラも伴って、暴力がひどくなってきているということでした。妻からはもう何年も前から「離婚してほしい」と言われており、息子たちからも白い目で見られ、自分にはまったく寄り付かないという状況なのだそうです。

ヨウスケさん自身も、暴言や暴力がよろしくないのはもちろんわかってはいるけれども、何らかのきっかけで「スイッチ」が入ると、自分で自分を止められなくなってしまう。そしてかなり突っ込んだ話し合いの末に判明したのは、暴言を吐いたり暴力を振るった後は、背中の痛みが一時的に楽になるということでした。話し合いをするまで、ヨウスケさんはこの事実にまったく気づいていませんでした。

「痛みによってイライラするから妻に手を上げるのだと思っていましたが、実際にはその逆（痛みがあるから暴力を振るうのではなく、暴力を振るうと痛みが減る）だったんですね」と驚いていました。

ヨウスケさん自身は離婚は望んでおらず、妻に暴力を振るわないようにするための対策を私とのカウンセリングで立てたいと言っています。また可能であれば私が彼の妻に会って、夫婦関係を調整してもらいたいとも言いました。しかし現在妻はヨウスケさんを徹底的に避けているので、取り付く島がないのだそうです。

妻に会うのは、実績をつくった後

私が彼の妻に会うにせよ、「実績づくり」が重要です。そこでまず「妻に暴力を振るいそうになったときのコーピング」のリストを、これもまた応急処置的につくり、それを実践しても

暴力を振るいそうになったときの応急処置的コーピングリスト

- すぐにトイレに逃げ込み、鍵をかける。
- トイレの個室のなかで……
  - 両足の親指にぐっと力をこめる。
  - 毛髪を引っ張り、頭皮に痛みを感じる。
  - 右手の人差し指でぐっとヘソを押す。
  - お尻の穴をぎゅっと絞める。
  - 周囲を見渡して丸い形をしているものを挙げていく。
  - 周囲を見渡して赤い色をしているものを挙げていく。
  - 10 数えながら息を吐く。
  - 頭のなかで「100 から 7 を引き続ける」という暗算をする。
  - 頭のなかで英単語のしりとりをする。

らうことになりました。

このリスト、見覚えがありますね。そうです。「背中の痛みに対する応急処置的コーピングリスト」（七四頁）とほとんど同じです。それをトイレの個室でひたすら行うのです。ヨウスケさんは背中の痛みに対してこれらのコーピングを使いまくっているので、すでに十分に慣れています。

「なんだか目から鱗です。たしかにトイレに逃げ込んでこれらをやっていれば、妻に大声を出したり手を上げたりしなくて済むでしょう」とヨウスケさんは言いました。

私たちはセッションでマインドフルネスの練習をする一方で、これらのコーピングを使って妻に暴力を振るわない日々を「更新」していきました。そして三か月のあいだ、いっさい暴力を振るわなかったという「実績」をつくったところで、ヨウスケさんから妻に、実は九年ほど前から背中の痛みに苦しんでいること（このことを彼は妻に伝えていませんでした）、一年ほど前からカウンセリング（認知行動療法）を受けていること、そこでは背中の痛みだけではなく妻への暴言・暴力をなくすための話し合いもしていること、自分としては離婚ではなく夫婦関係の改善を望んでいること、そのための努力をカウンセリングを通じて行いたいと思っていることを伝え、一度妻にもカウンセラーに会ってほしい、カウンセラーも妻に会って話をしたいと言っている、ということを伝えてもらいました。

妻は、私と会うことを快諾してくれたということでした。

…妻との面談

「そういうことだったんですね……」

妻と私はヨウスケさん抜きで二人で会うことにしました。妻がそれを望んだからです。ヨウスケさんから許可を得ていましたので、彼とのカウンセリングでこれまで行ってきたことをすべて妻に報告し、そこには「妻への暴力防止対策」が入っていること、そして応急処置的コーピングによってなんとか三か月間の「実績」を彼がつくったことをお伝えしました。

最初は非常にかたくなで警戒するような様子だった妻ですが、私が話し終えると、深々と息を吐き、「そういうことだったんですね。なんか最近これまでと様子が違うと思っていたんです」と言い、妻自身の思いを私に話してくれました。要約すると以下のとおりになります。

- 彼は「強い男性」として振る舞うが、実は傷つきやすい繊細な人だと思っている。
- だからといって、それが自分への暴言・暴力として表現されるのはもう耐えられない。
- 彼がもっともらしいことを言って自分をなじるので、当初はそれを鵜呑みにして「自分が悪い」と思っていたが、息子たちが思春期に入り、自分の味方をしてくれるようになってから、これは自分の問題ではなく夫自身の問題であると気がついた。それを夫に指摘したらかえって逆上し、暴力につながるので指摘することもやめた。代わりに離婚を求めるようになった。
- 離婚の話を口に出すと、彼はだんまりを決め込み、いっさい反応しなくなる。卑怯だと思う。
- 夫の自分への暴力は、息子たちにも絶対に悪影響を与えていると思う。彼にはそれを認め、謝ってもらいたい。

医者一家の落ちこぼれ

私は妻に「なぜヨウスケさんが傷つきやすい人だとあなたは考えているのか」と尋ねました。するとと妻は、彼の実家の家族関係について話してくれました。

インテーク面接でも多少聞いていましたが、彼はいわゆる「医者一家」の一員ですが（父方と母方の両祖父が医師、両親も医師、兄も妹も医師）、親族のなかではヨウスケさんははっきりそうとは言われませんが「レベルが低い」と見なされていました（親族の集まりに出ると妻もそれははっきりと感じるそうです。ヨウスケさんを見下す空気があるのだそうです）。

そんなふうに扱われて育ってきたのであれば、それは実際に傷つくし、傷つきやすくもなるだろうという話でした。

「彼はその傷つきやすさを隠すために虚勢を張っているのだと思います」と妻は言い、さらに「彼がカウンセリングを受けて、そういう自分に向き合うのはとても必要なことだと思います」とも言いました。

妻としては、離婚したい気持ちには変わりはないが、暴力が止まっている今であれば、そして夫がカウンセリングを受けて自分と向き合おうとするのであれば、しばらく様子を見てもよいという気持ちになったということです。

私からは、カウンセリングで彼が変わっていくとしてもそれにはかなり時間がかかるであろうということを伝えました。妻もそれには同意してくれました。

妻が「当然のことだと思います。先生も苦労されているのではありませんか？」と言うので、正直に「はい」と答えたら、大笑いしてくれました。

「ああ、この人は本来こんなふうに笑えるのびのびとした人なんだなあ」と私は思いました。そして「こういう奥さんと結婚したヨウスケさんだって、本当はこんなふうにのびのびした面があるのではないか」とも感じました。

妻との話し合いでもう一つわかったのが、ヨウスケさんがお酒を飲みすぎるということでした。

飲酒問題もあった

インテーク面接で飲酒について聞いたときは、「飲み会があれば飲む」「たまに晩酌する」と答えていましたが、それはかなり「控えめ」な回答だったようです。

妻によると毎晩自室で遅くまで酒を飲んでおり、以前は心配した妻がそれとなく注意すると、それにも激昂して暴力を振るうことがよくあったそうです。そういうときのヨウスケさんはかなり酩酊しており、自分が何をしているのかわかっていないのではないか、と妻は言っていました。飲酒の問題も妻が彼と離婚したい理由の一つだそうです。

「とても大事な話を聞かせていただきました。お酒の問題についてもここでヨウスケさんと話し合ってみます」

私は妻に礼を述べました。

こうして、ヨウスケさんと私の関係とは対照的に、たった一回会っただけですが、ヨウスケさんの妻と私とのあいだには良好な関係ができたように思われました。私たちは「必要があればお互いに申し出てここでまた会いましょう」という約束をして、セッションを終えました。

このセッションは非常に実りあるものでした。ヨウスケさんの抱える傷つきやすさや実家の問題，そして飲酒の問題を知ることができたからです。また彼と離婚したがっている妻が，彼がカウンセリングを受けることを条件に，ひとまず離婚を保留にしてくれるということがわかったからです。そして彼の妻が――ちょっと偉そうな言い方になってしまいますが――非常に「まともな人」「話が通じる人」であることがわかったというのも収穫でした。

抗不安薬の大量処方も

妻とのセッションが実現したのは，ヨウスケさんが妻に暴力を振るっていることを「告白」してくれたからです。妻とのセッション後のヨウスケさんとのセッションの冒頭では，彼の告白によって妻との実りあるセッションが実現したことについて彼に礼を述べました。

さらにお酒のことを妻が心配していたことを告げると，自分でも飲みすぎだと思っていること，酩酊すると背中の痛みが一時的に紛れるのでつい飲んでしまうこと，自分も内科医だからこのような飲み方はいただけないことはわかっていること，妻に飲酒のことを指摘されるとなぜか猛烈に腹が立つこと，などをあっさりと話してくれました。

「まあそういう話は初対面のインテーク面接のときにはしづらいですものね」

私がそう言うと，ヨウスケさんは照れたような顔をして少しだけ笑いました。

「ほかに私が聞いておいたほうがよいことで，まだ私に話していないことはありますか？」

そう尋ねると、抗不安薬を自分で自分に処方し、それを背中の痛みに応じて無制限に服用していることを、これもまたあっさりと話してくれました。

つまり日中は抗不安薬、夕方以降はアルコールで背中の痛みを紛らわしています。医師であるヨウスケさんは、もちろんこれらがよろしくないことであることは知っています。知っていても背中の痛みがつらくて、どうしてもこれらに頼らざるを得ないのでしょう。

私たちは今後のカウンセリングで、背中の痛みにふたたび取り組んでいくなかで、アルコールや抗不安薬の使い方についても一緒に話し合っていくことで合意しました。

5 ふたたびマインドフルネスのワークへ

…レーズン・エクササイズに再挑戦！

課題を細分化して時間も決める

こんなふうに紆余曲折がありましたが、私たちはマインドフルネスのワークにふたたび取り組むことにしました。もちろんマインドフルネスのワークの〝王道〟であるレーズン・エクササイズからの再スタートです。

ヨウスケさんはこの時点ではもう「駄々をこねる」ことはなくなり、素直にエクササイズに取り組もうとはしてくれましたが、いかんせん、これまで徹底的に「マインドレス」な人生を歩んできたヨウスケさんです。

レーズンを手に取って眺めてもらっても「レーズンだな、と思います。あとは何も感じません」。

指でつまんでもらっても「レーズンをつまんでいます。ただそれだけです」。

口に入れて咀嚼してもらっても「レーズンの味がします。別においしくはないですね」。

このように実にあっさりとした反応で、彼のペースでワークを行うと、たった三分で終わってしまうのです。

そこで私はレーズン・エクササイズを次のように細分化し、それを紙に書き出し、一つひとつの課題を三分間かけて行うことを提案し、実際にそうしてもらいました。

- レーズンを眺める。遠くから眺めたり、近くから眺めたりする。
- レーズンを指でつまんだり、手のひらに置いてころがしたりする。
- レーズンの匂いを嗅ぐ。
- レーズンを口のなかに放り込み、噛まずに口のなかで転がしたり、舌で触ったり、歯でその弾力を感じたりする。
- レーズンをゆっくりと咀嚼する（飲み込まない）。
- 咀嚼したレーズンを少しずつ飲み込んでいく。
- レーズンを飲み込んだ後の口のなかの感触を味わう。

具体的に誘導してみる

さらに、たとえば眺める課題のときには、次のように問いかけました。


「黒く光って見えるとか？」

「皺《しわ》がいっぱい見えるとか？」

「見ようによっては虫のように見えるとか？」

「見ようによっては鉱物のように見えるとか？」

「腕を伸ばして遠くに眺めていると、腕がだんだん疲れてくるとか？」

「レーズンをつまんでいる指が、ちょっとべたべたしてくるとか？」

「目の前にグーッと近づけるとぼやけて見えるなあ、とか？」

「やっぱりこのレーズン・エクササイズはよくわからないし、面倒くさいなあ、とか？」

「いつになったらレーズンを食べられるんだろう、とか？」


このように、こちらからかなり具体的に誘導したり示唆したりしてみたところ、ようやくヨウスケさんも「ああ、そういうことなんですね」と得心したようで、しだいに自らの体験を細分化し、それを自発的に報告できるようになっていきました。

そしてレーズン・エクササイズのなかに十分に留まれるようになってきました。

『急いで終えてしまいたい』『とっとと終わりにしてしまいたい』という傾向がぼくにはすごくあるようです。だから最初、このエクササイズはすごくもどかしかったんです。でもエクササイズを細かく区切って、そのなかでさらに細かく細かく見ていけばいい、というのがようやくわかってきました。そういう物の見方が自分にはまったくなかったことに気がつきました」とコメントしてくれました。

思わぬ副効果も

ようやくレーズンをマインドフルに味わえるようになったヨウスケさんには、日々の生活でまず食べ物や飲み物をマインドフルに味わう、ということを実践してもらいました。これにはすぐに〝副効果〟がありました。

ヨウスケさんはこれまでものすごく「早食い」だったのだそうです。それが日々の食事でマインドフルネスを心がけると食べるのが自然と遅くなり、食事の量が減ったのです。またマインドフルに食べると食べ物本来の味がしっかりと感じられるので、たとえばとんかつにかけるソースが減るなど、味付けに使う調味料の量も自然と減ってきたとのことでした。

「二週間で二キロも減りました。ズボンが少しゆるくなってきたみたい」

うれしそうに、こう話してくれました。

…他のワークもやってみたい

少しずつ背中の痛みに接近

レーズン・エクササイズができるようになった時点で、「背中の痛みのモニターにトライしましょうか？」と私が問いかけたところ、ヨウスケさんとしては「レーズン以外にもマインドフルネスのワークをいくつか体験したい」ということでした。どうやらマインドフルネスのワークに非常に興味を持ったようです。以前とはえらい違いです。

私が「背中の痛みのモニターをやりたくない、先延ばしにしたいというお気持ちもありますか？」とちょっと意地悪な質問をすると、ヨウスケさんは「それもあります」と笑いながら答えてくれました。私たちのコミュニケーションもかなり率直なものに変わってきています。

話し合いの結果、ヨウスケさんにはその後、「呼吸のマインドフルネス」「歩くマインドフルネス」を日々実践してもらうことにしました。それらが十分にできるようになった後、「ボディスキャン」というワークに取り組むことにしました。ボディスキャンにはおのずと「背中の痛み」に対するモニターも含まれます。

そうやって少しずつ私たちはヨウスケさんの背中の痛みに接近していきました。

次頁以降に、呼吸のマインドフルネス、歩くマインドフルネス、ボディスキャンのやり方、具体例、解説を紹介します。

呼吸のマインドフルネス

やり方

生きている限り、息はずっとしています。呼吸のマインドフルネスでは、呼吸を「はい、吸って！」「次は、吐いて！」と意図的にコントロールすることはいっさいせず、自分の呼吸（身体から出ていく息、身体に入ってくる息）をただそのまま感じます。

具体例

「自分の呼吸に意識を向けてみよう」

鼻から息が出ていくのに気づく

……「あ、鼻の穴から息が出ていった」……「出ていった息は下のほうに広がって消えた」

今度は鼻に息が入ってきたのに気づく

……「あ、鼻から息が入ってきた」

息が下から鼻の穴に入り、上に向かって入ってくるのを感じる

……「入ってきた息が自分の身体のなかに消えていった」

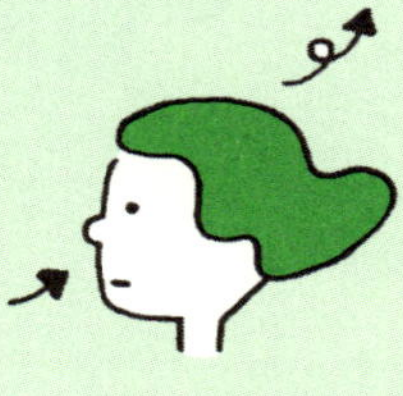

吐ききったら、自然に鼻から息が入ってきたことに気づく

……「あ、ひとりでに鼻から息が入ってきた。新鮮な息が鼻毛を撫でながら体に入ってくる感じがする」……「鼻の穴のなかがさわやかだ」

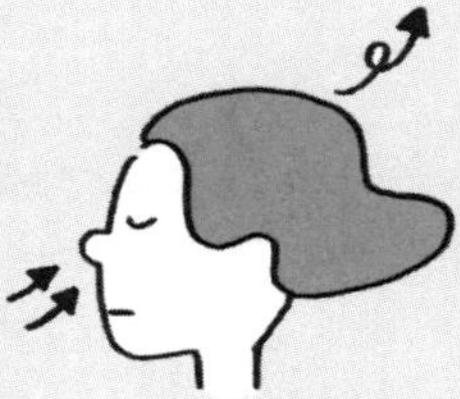

吸ったときにお腹がふわりと膨らんだことに気づく

……「あ、お腹のあたりがふわっと膨らんだ。鼻から入った息が、お腹に入ったのかな」

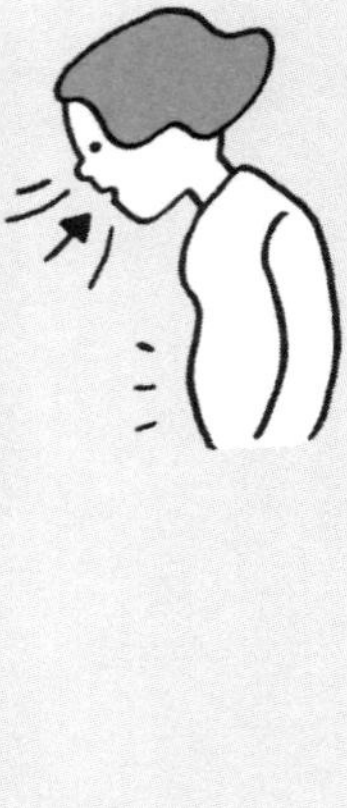

今度は口から息を吐いていることに気づく

……「あ、口から息が出てきた」……「口からだといっぱい出ていく感じがするな」……「ため息みたい」

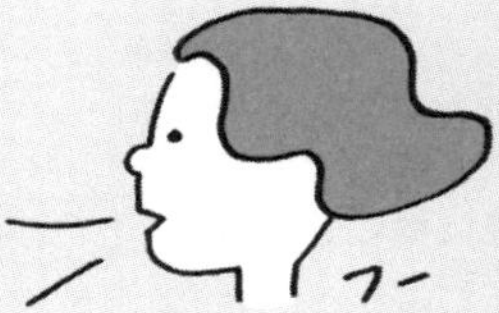

息を吐ききったことに気づく

……「あ、吐ききった」

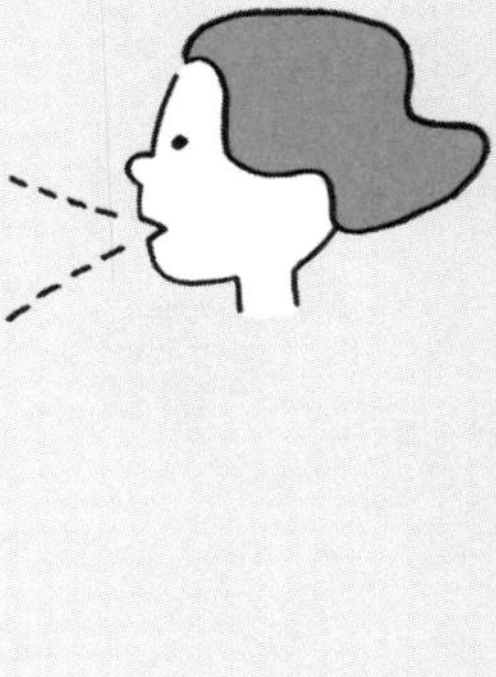

口から息を吐いているのに気づく

……「またもや口から吐いている、プチため息っぽい」

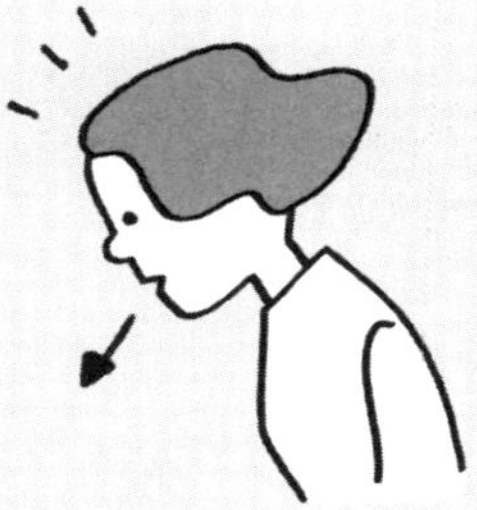

吐いた息が下のほうに広がって消えたことを感じる

……「あ、吐いているうちに、ふくらんだお腹がしぼんでいった」……（以下省略）

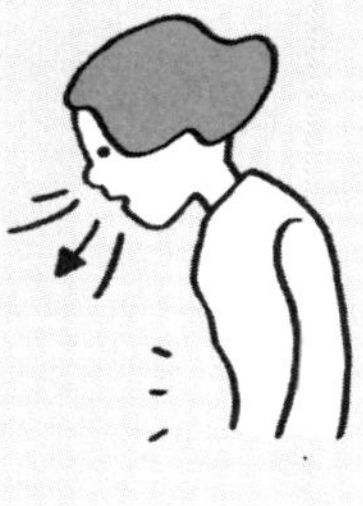

解説

伝統的なリラクセーション法や呼吸法では、意図的に呼吸をコントロールしますが（たとえば二つ数えながら鼻から息を吸い、八つ数えながら口からゆっくりと吐くなど）、呼吸のマインドフルネスでは、マインドフルネスの原則どおり、いっさいのコントロールを手放し、あるがままを受け止め、味わいます。

なのでその時々に自然にしている呼吸をただ観察したり感じたりする、というのがこのワークのすべてになります。したがって、たとえば緊張して呼吸が浅かったり速かったりしても、無理に深呼吸をして落ち着かせようとするのではなく、その浅かったり速かったりする呼吸を、ただそのまま感じ、味わいます。

歩くマインドフルネス

やり方

「歩く」という行動を通じて、足をはじめとする身体のさまざまな箇所に注意を向け、さまざまな感覚に気づき、それらの感覚をありのままに受け止め、味わう、というワークです。ゆっくり歩いたほうがよりさまざまな感覚をきめ細かくキャッチすることができるでしょう。

具体例

（家の廊下にて）「さて、歩くマインドフルネスをやってみよう」

まずは両足で立つ。その両足の裏に注意を向ける

……「床のフローリングがひんやりして気持ちがいいな」……「どっちの足から歩こうかな」……「右足から行きたい感じがする」

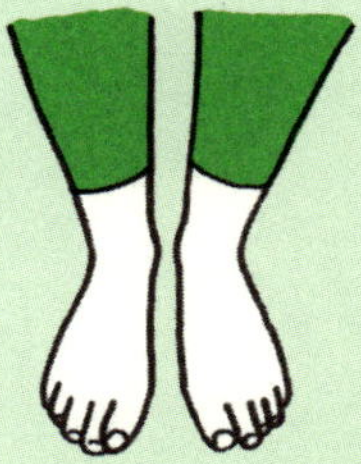

右足から歩こうとしたまさにそのとき

……「右足のかかとが浮いた」……「右足のつま先はまだ床についている」……「右足の親指が曲がった」……「そしたら体重が左の足に移った！」

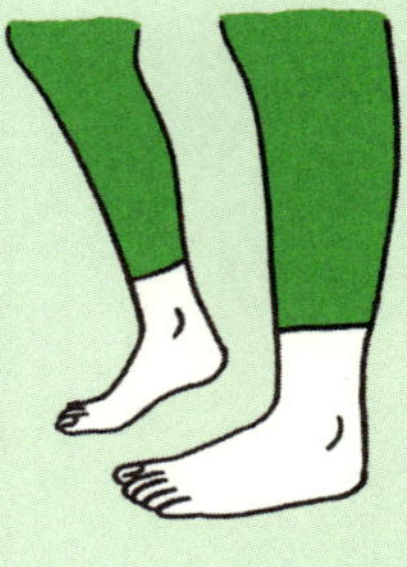

宙に浮いた右足を少し前の床に着地させようとする

……「あ、かかとが床に着いた」……「かかとから指のほうにかけて少しずつ床に着いていく」……「体重が右足にも戻ってきた」……「あ、今『一歩進んだ』という感じがあった」……「右足の裏が床にしっかりと着いた」……「何か右足が安心した感じがする」

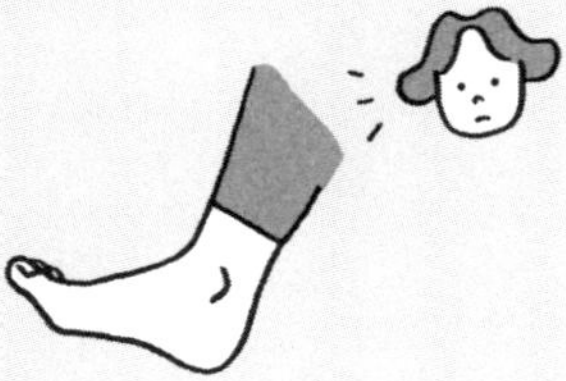

左足に注意を向ける

……「あ、右足が着地したら、左足のかかとが浮きそう」……「かかとが宙に浮いた！」……「左の膝が曲がった」……「体重がどんどん右に移っている」……「左足の親指が曲がった」……「左の足が宙に浮いた！」……「今、完全に右足で身体を支えている」……「右足の裏が力強く床を踏んでいる！」（以下省略）

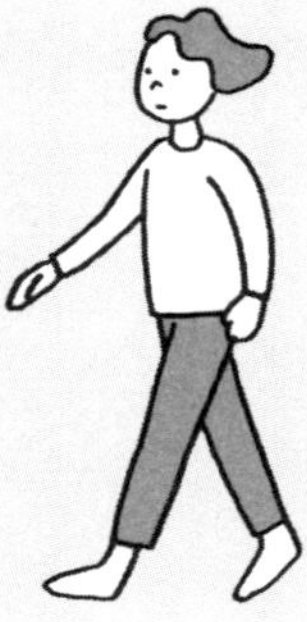

左足に注意を向ける

……「左足の太ももが緊張している」……「左足の裏に体重がかかっている」……「左足の裏が床をしっかりと押している」

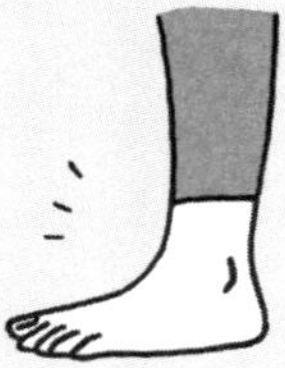

一歩前に出ようとして、右足が宙に浮く。右足に注意を向ける

……「右足の足の裏がふわっとする」……「何か右足が心細い感じがする」

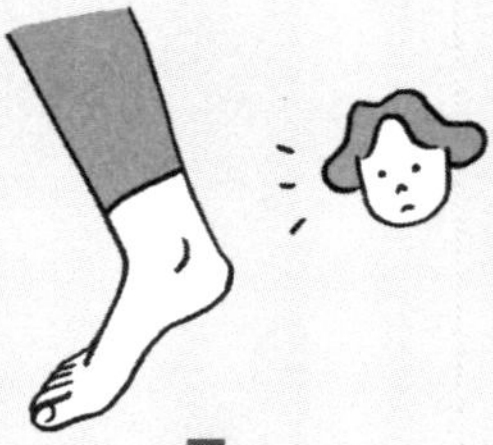

左足に注意を向ける

……「おお、左足だけで体重をしっかりと支えている」……「なんか、腹筋にも力が入っている気がする」

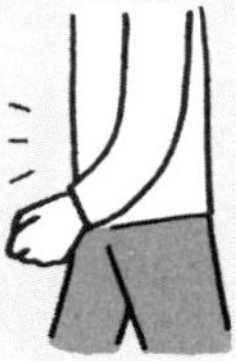

解説

ふだん何気なくやっている「歩く」という動作も、この「具体例」のように、各動作を限りなく細分化してゆっくりと行うと、実にさまざまな身体感覚に満ち満ちているということがよくわかるワークです。この例なんか、二歩しか歩いていないのですよ。

ちなみにこのワークは、自宅など、人がいないところでやったほうがいいと思います。思いっきり挙動不審なので。

ボディスキャン

やり方

ＣＴスキャンという病院の検査がありますね。身体を「輪切り」にして画像を撮るのがＣＴスキャンです。

このボディスキャンというワークでは、頭のてっぺんから足の爪の先まで、身体を輪切りにするイメージでそれぞれの箇所に注意を向け、身体感覚をモニターしていきます。横になってやってもいいですし、座った状態でも立った状態でも構いません。頭から始めてもいいですし、足から始めても構いません。自由にトライしてみましょう。

具体例

（あお向けの状態で、目を閉じて）……「今日は頭から始めてみようかな」……「頭のてっぺんはどんな感じだろう？」

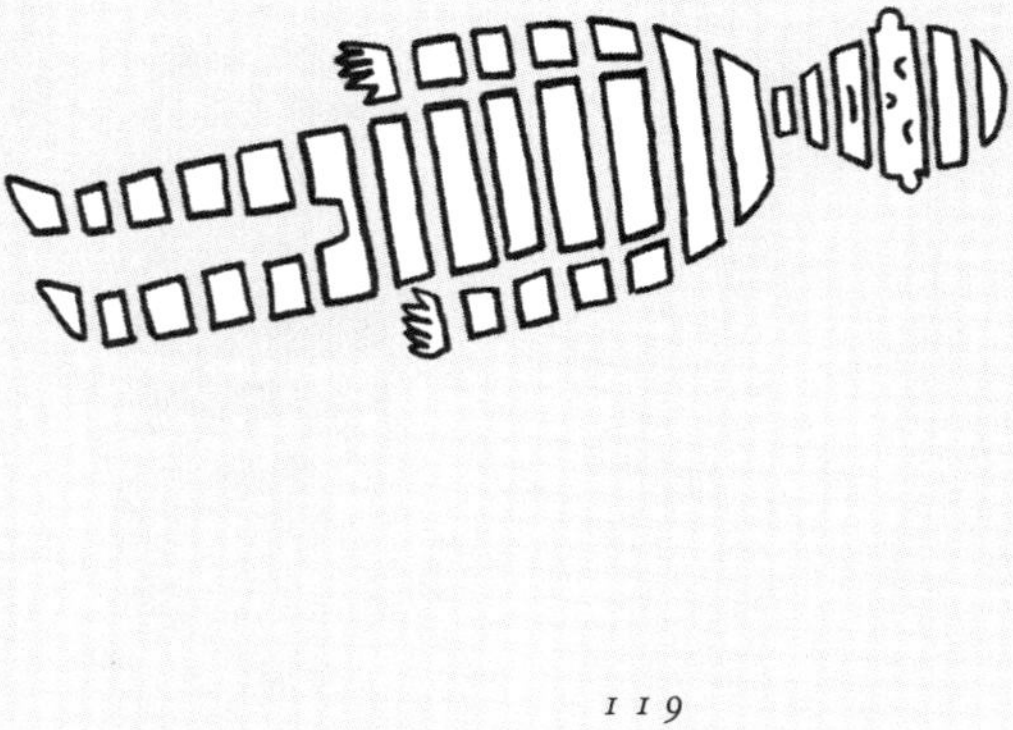

頭頂部に注意を向け、頭頂部の感覚をそのまま感じる

……「それより少し下の部分はどんな感じだろう？」

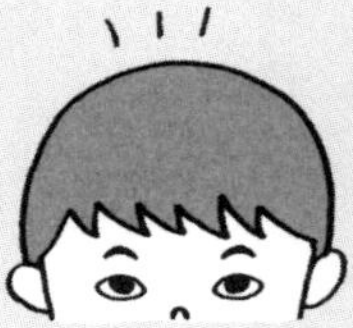

おでこの箇所で頭を輪切りにしてそのあたりの感覚に注意を向け、それを味わう

……「それより下は？」

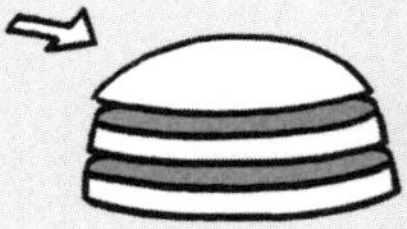

まゆ毛の箇所で頭を輪切りにし、そのあたりの感覚に注意を向け、それをそのまま感じる

……「それより下は？」

まぶたの箇所で頭を輪切りにし、そのあたりの感覚に注意を向け、それを味わう

……「それより下は？」

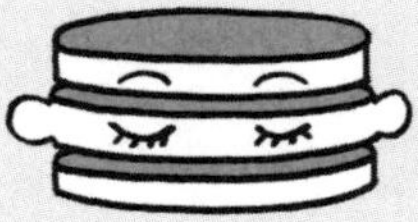

両眼の箇所で頭を輪切りにし、そのあたりの感覚に注意を向け、それをそのまま感じる

……（以下省略）

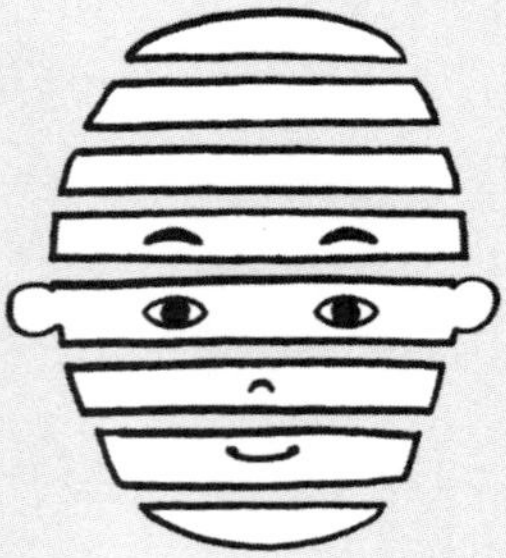

このように輪切りにしてはその輪切りの箇所に注意を向け、感覚を味わう。この作業を頭部、頸部、胸部、上腹部、中腹部、下腹部、局部、鼠径部、太もも、膝、脛やふくらはぎ、足首、足底部、足の指先にかけてまんべんなく行う。

解説

身体感覚に注意を向け、たとえ頭が重くても、眼が疲れていても、喉が痛くても、肩が凝っていても、腰が痛くても、足がかゆくても、それらを嫌がらず、そのまま「重いなあ」「痛いなあ」「かゆいなあ」と受け止め、味わいます。

ただし私の場合、横になってこれをやると、頭から始めた場合は胸のあたりで、足の指先から始めた場合は太もものあたりで、寝落ちしてしまうことが多いです（笑）。

ボディスキャンがなぜかできない

レーズン・エクササイズを通じて「マインドフルネスとは何ぞや」ということを体得したヨウスケさんは、「呼吸のマインドフルネス」と「歩くマインドフルネス」についてはセッションで少し練習した後すぐに生活でも実践できるようになり、しだいに習慣化していきました。

ヨウスケさんは「呼吸のマインドフルネス」を特に気に入り、常に呼吸に意識を向ける、呼吸から気がそれていることに気づいたら呼吸に注意を戻す、ということを日々実践していました。

「背中が痛いときも、それに飲み込まれず、呼吸に意識を向けることが少しできるようになってきました」とヨウスケさんは言っていました。

私は次のように伝えました。

「もちろんそれはとてもいいことなのだけれども、そのうち背中の痛みに対してもマインドフルネスのワークをすることになるから、そのことは忘れないように。がんばって呼吸に集中しよう、集中しよう、とはせずに、なんとなく呼吸に意識を向けるぐらいでやってみてください」

呼吸に注意を向けるのはよいのですが、背中の痛みからがんばって気をそらして呼吸に集中しようとするのは、背中の痛みに対してはマインドレスということになるからです。

さてヨウスケさんは、呼吸や歩くワークと違って、ボディスキャンのワークについては少し手間取りました。頭のてっぺんから始めても、足の先から始めても、胸部や腹部にさしかかるとそこでストップしてしまうのです。もちろん胸部や腹部を輪切りにするとそこには背中が含まれてくるからです。

ヨウスケさんには目を閉じてボディスキャンのワークをしてもらっていたのですが、胸部や腹部にさしかかると、パッと目を開けて「できません」と言って、そこでワークが止まってしまいます。

「目を開けた瞬間の自動思考は？」と問うと、「怖い」「やりたくない」という思いが瞬時に出てきたということでした。

私たちは根気強くそれらに対応しました。

表情が穏やかになってきて……

「目を閉じたまま『怖い』『やりたくない』という思いを味わいましょう」

「『怖い』『やりたくない』という自動思考に気づき、それらを味わったら、注意を胸に戻しましょう」

「胸のあたりから身体を輪切りにしましょう」

「輪切りにしようとして『怖い』『やりたくない』がまた出てきたら、それに気づいてしばらく味わいましょう」

「そしてもう一度気を取り直して、胸のあたりから背中に向けて少しずつ少しずつ身体を輪切りにしていきましょう」

「背中に近づいてきましたか？　痛みが出てきましたか？　その痛みもそのまま感じましょう」

「呼吸にも少し意識を向けましょうか？　今、自分の呼吸はどうなっていますか？　呼吸とともに背中の痛みも感じましょう」

「どんなふうに痛いでしょうか？　輪切りのイメージを保ちながら、呼吸にも意識を向けながら、背中が痛ければ痛いで、そのままその痛みを感じましょう」


……するとどうでしょうか。最初は歪んでいたヨウスケさんの表情がしだいに穏やかなものに変わっていきました。

「今、どうですか？　胸から背中にかけて輪切りができていますか？」

私が尋ねると、ヨウスケさんは目を閉じたまま答えます。

「はい、できています。ものすごく怖かったけれども、先生の言葉に従って呼吸をしながら背中に近づいたら、ようやく輪切りができました」

「背中の痛みはどうですか？」と聞くと、

「痛みはあります。でも耐えられますし、そんなに嫌な感じではありません。なんかとても不思議な気がします」と答えてくれました。

ヨウスケさんが背中の痛みをそのままモニターし、マインドフルに感じられるようになった瞬間です。

その後はとんとん拍子に進みました。「背中の痛みをモニターしても痛みがひどくなることはない」「背中の痛みもマインドフルに感じることが可能である」ということを体験的に知ったヨウスケさんは、その後は生活のなかでも積極的にボディスキャンのワークに取り組むようになりました。

ヨウスケさんの気づき 6

……〝オレ様〟の終焉

一年半後、やっと背中の痛みへ到達

ボディスキャンが普通にできるのであれば、日々の背中の痛みを怖がらずにモニターすることも可能でしょう。

「どうですか？　もうそろそろ痛みから気をそらすのではなく、痛みのモニターを始めませんか」と持ちかけたところ、「今だったらできると思う」ということで、ここにきてようやく背中の痛みのセルフモニタリングを開始できることになりました。

これには感慨深いものがありました。「背中の痛み」を訴えてヨウスケさんが当機関に来た

のは約一年半前のことです。

認知行動療法の場合、主訴を基本モデルに沿ってモニターし、理解するのですが、ヨウスケさんの場合、そもそものモニターが非常に難しいことが判明し、そのためにまずは応急処置のためのコーピングリストをつくったうえで、マインドフルネスのワークに取り組んでもらいました。そして今になってはじめて、自分の体験をマインドフルにとらえることがようやくできるようになったのです。その間、「妻への暴力」という問題が発覚し、それにも対応するということがありました。

ぼく、どうしてこうなんでしょう?

当初、オレ様度がかなり高かったヨウスケさんの言動も、この一年半でだいぶ変わってきました。ときおり「上から目線」的な発言はみられるものの、言動はだいぶ柔らかいものとなり、「頭」ではなく「心」を使って話をしてくれているな、と感じられるようになりました。ヨウスケさんも率直にこう語ってくれました。

「正直言って、先生は自分より若いし、女性だし、医者ではなく心理士だし、認知行動療法もよくわからないし、ここに来て本当になんとかなるのだろうかとかなり疑っていたけれども、こうやって一年以上もいろいろと取り組んできて、先生がたくさん勉強して、多くのクライアントをみていることもわかったし、妻とのことも上手に助けてくれたし、こんなぼくに根気よくマインドフルネスを教えてくれたし、今はとにかく先生を信じて、このまま治療を受けてみようと思います」

また、「ぼく、かなり嫌な患者でしたよね。こんな奴が自分の患者で来たら、医者としてのぼくのほうがキレちゃうかも」とも言っていました。

私のほうも率直に答えました。

「嫌だというより、かなりオレ様だなあと最初のころはよく感じていました。そういうつもりはないのでしょうが、私としては、見下されているように感じることがありました」

彼は真剣な表情をして聞いてきます。

「ぼく、どうしてもそうなっちゃうみたいなんです。特に女性とか年下の人に対して。見下しているつもりはないのですが、そういう態度になってしまうのです。それでうちのクリニックのナースや受付にもすぐに辞められちゃったりすることがあるんです。先生、こういうことも認知行動療法で扱うことができるのですか？」

「もちろん扱うことができます。背中の痛みに対する認知行動療法がひととおり進んだら、この件についてどうするか、一緒に話し合いましょうか？」

ヨウスケさんは「ぜひそうさせてください」と同意してくれました。

「痛み日記」をつけ、これまでのコーピングをやめる

さて、背中の痛みに対しては、次のように対応してもらうことにしました。

①日々背中の痛みをモニターし、痛みの度合いに数字をつける こと（０～１００％、六五頁参照）
②痛みはただ痛みとしてマインドフルに受け止めようと努めること
③「痛み日記」をつけること、その際、同時に飲酒と抗不安薬の摂取についても記録をとること
④痛みをモニターするなかで気づいたことは何でもメモすること

この段階で、「背中の痛みに対する応急処置的コーピングリスト」（七四頁）はすべてストップすることにしました。なぜならこれらはすべてマインドフルネスとは正反対のマインドレスなコーピングだからです。ヨウスケさんもこれらのコーピングを停止することについては快く同意してくれました。

忙しさと痛みは関係なかった！

その後のセッションは毎回、ヨウスケさんがつけてきた痛み日記を共有し、痛みに対してマインドフルになれているか、どういうときに痛みが強くなったり弱くなったりするか、痛みはどのように持続したりしなかったりするか、日常生活の出来事やヨウスケさん自身の心身のコンディションと痛みはどのように関連するか、痛みの程度と抗不安薬やアルコールの摂取状況

はどのように関連するか、といったことについて詳細に検討しました。
そこでわかってきたことを以下に挙げます。

- 仕事や生活の忙しさと痛みは実は関係がない。忙しさと痛みは比例しない。
- 両親と会ってクリニックの経営や学会発表のことについて話をした日は痛みが強くなる。
- 社会的に権威のある患者（名の通った弁護士、大学教授など）の診察をした日は痛みが強くなる。
- 家にいて、妻や息子たちが自分を避けているように思われる日には痛みが強くなる。
- 盆暮れ正月や冠婚葬祭などで実家に親戚が集まるような日は痛みが強くなる。
- 専門誌やＳＮＳなどで自分の同級生が活躍しているのを知った日には痛みが強くなる。
- 税理士とクリニックの経営について話をした日には痛みが強くなる。
- 痛みが出てくるとすぐに抗不安薬やアルコールが欲しくなる。しかし痛みをマインドフルに感じつづけているとその欲求が下がる。

不安とともに痛みがやってくる……

私たちは約半年かけてこれらの事実を確認しました。ヨウスケさん自身は「忙しいから背中が痛い」のだと思い込んでいたそうで、痛み日記をもとに判明した事実になかば呆然としてしまいました。

「ぼくの背中の痛みは完全に心理的なものであると認めざるを得ません。今ならぼくもそれを認めることができます」とヨウスケさんは言いました。

ヨウスケさんには引き続き、背中が痛くなる前後でどのような自動思考が生じるか、どのような気分や感情が生じるか、といったことを含めて背中の痛みのモニターを続けてもらいました。するとさらに次のようなことがわかってきました。

・両親、権威者、親戚に対して引け目を感じている。「何か言われるのでは」「批判されるのでは」「馬鹿にされるのでは」という不安がある。
・税理士や両親とクリニックの経営について話すとき、「経営について何か指摘されるのではないか」「自分は経営者として能力が足りていないのではないか」という不安が生じる。
・妻や息子に対しては「見下されているのではないか」「馬鹿にされているのではないか」という不安がある。
・同級生たちに対しては「自分はみんなより劣っているのではないか」「みんな、自分を見下しているのではないか」という不安がある。
・こういった不安とともに背中がじんわりと痛くなってくる。不安や痛みにマインドフルになろうと試みるも、「もっと不安になったらどうしよう」「もっと痛みがひどくなったらどうしよう」という自動思考が生じ、実際に不安や痛みが強まる。すると「耐えられない」という自動思考が出てきて、抗不安薬やアルコールを使ってしまう。一度薬や酒を身体に入れると、「もういいや」と投げやりな気持ちになってしまい、薬や酒が効いてくるのを待つことができずに、つい多くの薬を服用したり、酒を飲みすぎたりしてしまう。

対人関係を「上下」でしか見ることができない

ヨウスケさん、見事な自己観察（セルフモニタリング）です！

他者に対してさまざまな自動思考とともに不安が生じること、不安とともにじんわりと背中の痛みがやってくること、不安や痛みにマインドフルネスを試みようとはするものの、不安や痛みが悪化することに対してさらなる不安が生じること、それとともに背中の痛みが強まること、そうなると「耐えられない」という自動思考が生じて薬やアルコールを使ってしまうこと、一度使ってしまうと投げやりになり薬や酒を飲みすぎてしまうこと……認知行動療法のモデルに沿って見事に自己観察ができています。

私がそのことを指摘してヨウスケさんを賞賛したところ、彼は少し照れたように笑った後、しごく真面目な表情で「こんなに面倒くさい患者に根気強くつきあってくれた先生のおかげです」と言いました。

「ヨウスケさんは面倒くさい患者さんなのですか」と私が尋ねると、

「セルフモニタリングができるようになって、自分は面倒くさい人間だな、とつくづく思うようになりました。なんでこんなふうにいちいち不安になって、背中が痛くなって、薬や酒を飲まないといけないんだろうと思います。しかもこんなことがわかるまでに、一年も二年もかかっているんです。あ、これは先生を批判しているのではないですよ。先生は精いっぱいやってくれました。自分がなかなかそれに応えられなかったんです」とヨウスケさんは答えます。

さらに彼は続けます。

「しかもぼく、先生に対してオレ様みたいな態度をとっていたのでしょう？　たぶん、妻や子どもに対しても、あとクリニックのナースや受付に対しても、あとたぶんある種の患者さんに対しても、そういう態度をとっているんだと思います。きっとぼくは、自分より『上』と思う人間には不安になって、『下』と思う人間にはオレ様になっちゃう人間なんです。すみません、これって先生のことを『下』だと思っていたと言っちゃったようなものですよね。でもこれがぼくの本当の姿だと思います。先生に馬鹿にされても仕方がありません」

……なんと素晴らしい気づきでしょうか！

自分が対人関係を「上下」で見ること、「上」には不安を感じ、「下」にはオレ様になってしまうこと、それを彼は見事に気づき、言語化できたのです（最初「下」だと思っていた私（伊藤）は、今「上」になったのでしょう。だから私に「馬鹿にされる」という感覚が出てきたのでしょう。おもしろいですね）。

……そしてスキーマ療法へ

ぼくは自己愛性パーソナリティ障害？

私はヨウスケさんの気づきをさらに賞賛し、そのうえでこの件についてここでもっと深く考えてみたいかどうかを尋ねたところ、ヨウスケさんはふたつ返事で「深めたい」と答えます。

そこで私は「スキーマ療法」と呼ばれる心理療法があること、スキーマ療法は認知行動療法の進化形であり、認知行動療法でなかなか回復しない慢性的な問題に効果があることを伝え、スキーマ療法の世界で〝バイブル〟と呼ばれるジェフリー・ヤング先生の著書『スキーマ療法』（金剛出版）を紹介し、次のセッションまでにこの本を買うか借りるかして読んでおいてほしいと依頼しました。ヨウスケさんは快諾してくれました。

次のセッションに、ヨウスケさんは購入した『スキーマ療法』を持参し、やや興奮した様子で言いました。

「伊藤先生、この本、先生が翻訳したのですね。すぐに買って全部読みました。* はっきり言って読むのはかなりきつかったです。特に最後の章が。** 認めたくないけど、この章に書いてあるのはまさに自分です。先生、ぼくは自己愛性パーソナリティ障害なのでしょうか？」

「医師としてどう思われますか？　その章には自己愛性パーソナリティ障害の診断基準も記載されていましたよね」と私が問うと、ヨウスケさんはうつむいて、
「そういう傾向があると言わざるを得ません。先生がぼくをオレ様だと思ったというのも、そういうことだったんですね」と答えました。

あなたが腹をくくるのであれば……

そこで私は次のことを彼に伝えました。

・たしかに最初のころのヨウスケさんの言動には、オレ様的なものをたぶんに感じた。それは専門的に言えば、「自己愛性パーソナリティ障害」傾向ということになるだろう。

[＊] ヤング先生の〝バイブル〟は日本語版でも五〇〇ページに近い大作で、内容も非常に専門的です。スキーマ療法を学んでみたいという対人援助の専門家がこの本に手を出し、途中で挫折する人が少なくないのを私は知っています。一方で、スキーマ療法を受けたいという当事者がこの本を読むことも少なくないようで、それらの当事者の多くが、こんなに分厚く難しい本を「これは自分のことが書いてある」と感じて一気に読み切ってしまうのだそうです。この現象は私にとっては非常に興味深いです。

[＊＊] ヤング先生の『スキーマ療法』の最後の章（第10章）は、「自己愛性パーソナリティ障害のスキーマ療法」というものです。

・しかしヤング先生の本にも書いてあったと思うが、それは表面的な言動に過ぎず、当事者の心のなかはオレ様どころか、ひどく傷ついていたりつらい気持ちでいっぱいだったりする。
・これも本に書いてあったが、自己愛性パーソナリティ障害の診断基準は、当事者のそのような心の傷つきやつらさが含まれておらず、表面的にすぎる。
・だから仮にヨウスケさんが自己愛性パーソナリティ障害だとしても、治療のメインはオレ様的な言動ではなく、本にも書いてあったような「早期不適応的スキーマ」やさまざまな「モード」(たとえば「遮断・自己鎮静化モード」「脆弱なチャイルドモード(本書では「傷ついた子どもモード」と記載)」など)となるだろう。
・ヨウスケさんが望むのであれば、ここで一緒にスキーマ療法を行うことができる。時間も労力もいるが、あなたが腹をくくるのであれば私はどこまでも一緒についていく。

ヨウスケさんは私の説明を聞きながら、涙を流し、最後はとうとう嗚咽を漏らしてしゃくりあげました。彼がこんなに感情をあらわにしたのは初めてです。私は彼にティッシュを渡しながら言いました。

「おわかりだと思いますが、ふだん抗不安薬やアルコールを飲むときのモードがこの本に書いてあった遮断・自己鎮静化モードだとしたら、今泣いているヨウスケさんは脆弱なチャイルドモード、すなわち小さな子どものモードに入っていますよね。本にもこのモードを取り戻すことが重要だと書いてありましたよね。だからここで泣くのはとてもいいことなんです。小さな傷ついた子どものモードにヨウスケさん自身が触れられている、ということですから」

ひとしきり泣いてから、ヨウスケさんは、自分にはスキーマ療法が絶対に必要であり、どんなに時間がかかってもいいのでここでスキーマ療法を受けたいと言いました。

こうしてヨウスケさんとのスキーマ療法が始まりました。

第2章

スキーマ療法を通じてのヨウスケさんと家族の回復

1 自らのスキーマとモードについて知る

そういうわけで私たちはスキーマ療法を開始することになりました。マインドフルネスのワークや認知行動療法のモデルを使ってのセルフモニタリングは引き続き実施してもらい、背中の痛みについてもモニタリングとマインドフルネスを継続してもらうことにしました。そして、それらについてはセッションの最初に必ず報告してもらうことにしました。

次頁以降に、私からヨウスケさんに説明したスキーマ療法の内容や流れについてまとめてみます。

スキーマ療法とは何か

スキーマ療法について、やや詳しめに解説します。ヨウスケさんにもほぼこれと同様の説明をしました。

スキーマ療法とは

◉自動思考とスキーマの二層構造

第1章中の認知行動療法の解説で、認知を「浅いレベル」と「深いレベル」の階層に分けてとらえるモデルを紹介しました（五五頁）。そのときに示した図を再度ここでもお示ししましょう。

認知の階層モデル

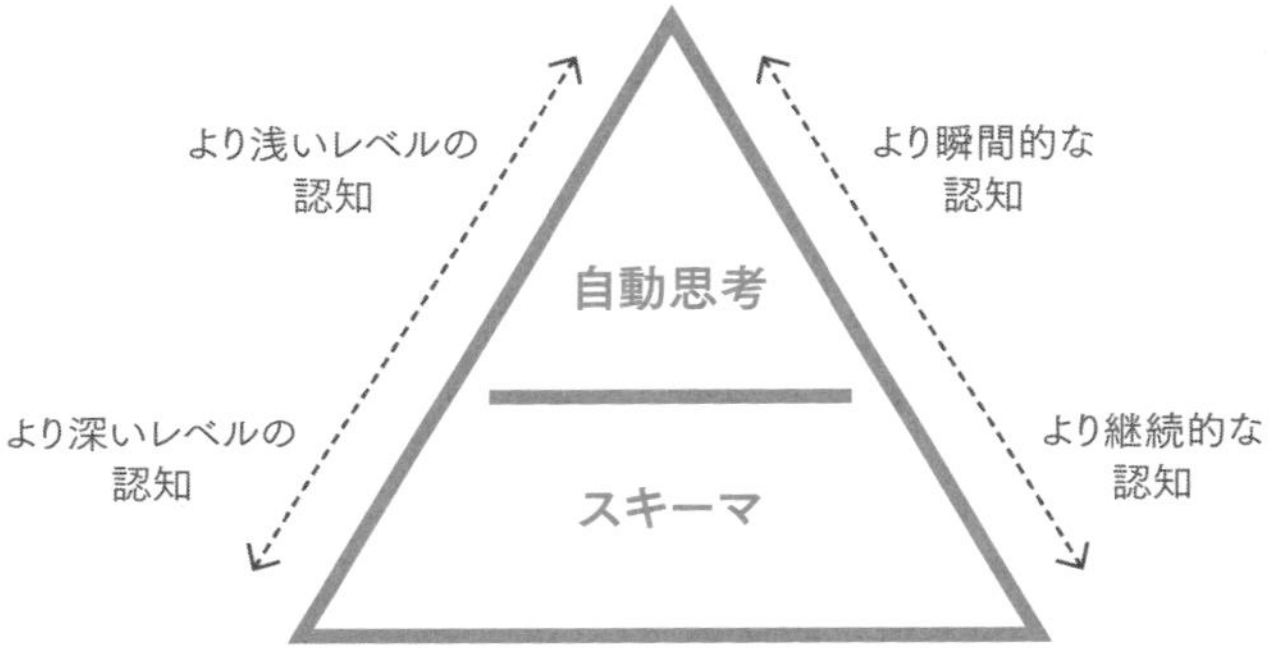

浅いレベルの一時的に頭をよぎる認知を「自動思考」、深いレベルの継続的な認知を「スキーマ」と呼ぶのでしたね。

一般に認知行動療法ではまず自動思考をセルフモニタリングし、自動思考やそれに伴う気分・感情や身体反応に対してマインドフルネスのワークを行い、認知的コーピングを行う場合も、まずは自動思考のレベルで認知の工夫や対処をします。つまり自動思考に重きを置きます。クライアントが自動思考に焦点を当てた認知行動療法で回復できた場合は、そこでセラピーを終わりにすることができます。

しかし自動思考レベルでのセルフモニタリング、マインドフルネス、コーピングがいくら上手にできるようになっても、真の回復に至ることができない場合があります。そういう人は心の深いレベルで、つまりスキーマレベルで大きな傷を負っています。その場合、自動思考だけでなく、スキーマにも目を向けて、心の深い部分の傷つきを理解し、癒していく必要があります。そのために構築されたセラピーが「スキーマ療法」です。

◉境界性パーソナリティ障害などに向けて

スキーマ療法は米国の心理学者であるジェフリー・ヤング先生が構築しました。ヤング先生は標準的な認知行動療法の訓練を受けていたのですが、先生が臨床現場で担当するクライアントには、境界性パーソナリティ障害など、より深いレベルで傷ついている当事者や、一時的な症状ではなく継続する「生きづらさ」を抱えている当事者が最初から多くいました。そこでヤング先生は、認知行動療法を拡張して、スキーマレベルに直接アクセスするためのアプローチとしてスキーマ療法を構築しました。

早期不適応的スキーマとは

◉中核的感情欲求が満たされないと形成される

スキーマ療法で扱うのは、「人生の早期に形成され、後にその人を生きづらくさせるスキーマ」です。これを「早期不適応的スキーマ」と呼びます。スキーマ療法では、認知行動療法ではなかなか解消されない慢性的で強固な問題の背景には、早期不適応的スキーマの存在があると仮定します。したがってその人の抱える早期不適応的スキーマが何であるかを理解し、それらの早期不適応的スキーマを乗り越えていくことで、慢性的な問題や生きづらさを解消し回復を図る、というのがスキーマ療法の目的になります。

それでは早期不適応的スキーマはどうして形成されてしまうのでしょうか。

ヤング先生の説明は、人は誰しも満たされて当然の「中核的感情欲求」というものを持っていて、それが幼少期や子ども時代に適切に満たされるとヘルシーでハッピーなスキーマが形成されるのですが、それが適切に満たされないと、早期不適応的スキーマが形成されてしまう、というものです。

◉「愛されたい」欲求が満たされないとどうなるか

たとえば人は誰しも「愛されたい。理解してもらいたい。受け入れてもらいたい」という欲求を持っています。幼少期に両親やまわりの大人に十分に愛情を注がれ、受容されて育った人であれば、この欲求は十分に満たされ、「自分は愛される存在だ」「自分は人に理解され、受け入れてもらえる人間だ」と思えるようになるでしょう。この思いは、非常にヘルシーでハッピーですね。

しかし一方で、養育者による十分な愛情を受けられなかったり、条件付きの愛情を注がれたりした場合（条件付きの愛情とは、「いい子だったら受け入れてあげる。でも悪い子だったらいらない」「成績のよい子ならいるけど、悪ければそんな子はいらない」といったカッコつきの限定的な愛情です）、「愛されたい。理解してもらいたい。受け入れてもらいたい」という欲求は満たされません。

欲求がほとんど満たされず、かえってその欲求が傷つけられるような体験を、特に子ども時代に多く持ったときに、早期不適応的スキーマが形成されます。この場合に形成されるスキーマは、その名もずばり〝「愛されない」「わかってもらえない」スキーマ〟ということになります。

子ども時代にこのようなスキーマを持つことになった人が、そのスキーマのまま大人になった場合、どのようなことが起きるでしょうか？　その人は、いつまでたっても「自分は誰からも愛されない」「自分は誰にもわかってもらえない」「自分は誰にも受け入れてもらえない」という思いのままで生きていくことになります。

これって、とてもきつくてつらいことだと思いませんか？　だからこそスキーマ療法では、このような早期不適応的スキーマに焦点を当て、スキーマを理解し、乗り越えようとするのです。

◉五つの「中核的感情欲求」

ヤング先生は、次の五つの中核的感情欲求を想定しました。

1 愛してもらいたい。守ってもらいたい。理解してもらいたい。
2 有能な人間になりたい。いろんなことがうまくできるようになりたい。
3 自分の感情や思いを自由に表現したい。自分の意志を大切にしたい。
4 自由にのびのびと動きたい。楽しく遊びたい。生き生きと楽しみたい。
5 自律性のある人間になりたい。ある程度自分をコントロールできるしっかりとした人間になりたい。

そしてそれぞれの中核的感情欲求が満たされなかった結果として、次の五つの領域の傷つきが発生すると考えました。

1 人との関わりが断絶されること
2 「できない自分」にしかなれないこと
3 他者を優先し、自分を抑えること
4 物事を悲観し、自分や他人を追い詰めること
5 自分勝手になりすぎること

◉一八の早期不適応的スキーマ

ヤング先生は、さらにこの五つの領域に属する一八の早期不適応的スキーマを提案しました（各スキーマの詳細については『ケアする人も楽になるマインドフルネス＆スキーマ療法』のＢＯＯＫ２を参照してください）。

第１領域　人との関わりが断絶されること

①見捨てられスキーマ
②不信・虐待スキーマ
③「愛されない」「わかってもらえない」スキーマ
④欠陥・恥スキーマ
⑤孤立スキーマ

第２領域　「できない自分」にしかなれないこと

⑥無能・依存スキーマ
⑦「この世には何があるかわからないし、自分はそれらにいとも簡単にやられてしまう」スキーマ
⑧巻き込まれスキーマ

⑨失敗スキーマ

第3領域　他者を優先し、自分を抑えること

⑩服従スキーマ

⑪自己犠牲スキーマ

⑫「ほめられたい」「評価されたい」スキーマ

第4領域　物事を悲観し、自分や他人を追い詰めること

⑬否定・悲観スキーマ

⑭感情抑制スキーマ

⑮完璧主義的「べき」スキーマ

⑯「できなければ罰されるべき」スキーマ

第5領域　自分勝手になりすぎること

⑰「オレ様・女王様」スキーマ

⑱「自分をコントロールできない」スキーマ

早期不適応的スキーマのモデルにもとづくスキーマ療法の進め方

ここに紹介した「早期不適応的スキーマ」のモデルを使ったスキーマ療法は、以下のような流れで進みます。

[1] 安全なイメージと安全な儀式

幼少期や思春期の傷つき体験を理解し、それによって形成された自らの早期不適応的スキーマを理解するスキーマ療法のワークは、ときにかなりきついものとなります。したがって、いきなり傷つき体験やスキーマに直面化する前に、必ず「安全なイメージ」や「安全な儀式」を準備して、きつくなったらいつでも「安全」「安心」なところに心が戻れるようにしておきます。

[2] 過去体験のヒアリング

幼少期や思春期の体験を聞かせてもらって共有します。その際、おもに早期不適応的スキーマのもとになったと思われる体験（中核的感情欲求が満たされなかった体験、傷つき体験、つらかった体験）をヒアリングしていくこととなります。

この作業は「過去の自分に会いに行く」ような気持ちで取り組む必要があります。単に「こんなことがありました」「あんなことがありました」と頭のなかで年表をつくるようなヒアリングではなく、その時々の自分に直接会いに行き、その時々の自分がその体験をどのように感じていたのか、ということを生々しく理解できるようなヒアリングである必要があります。

スキーマ療法のなかでもいちばんきついワークがこのヒアリングです。だからこそ上記の「安全なイメージ」や「安全な儀式」が必要となります。

［3］早期不適応的スキーマの理解とスキーママップの作成

ヒアリングで共有された過去体験をもとに、自分のなかにどの早期不適応的スキーマがどの程度あるのかを検討します。またスキーマをフレーズ（文章）の形に表現してみたり、主たるスキーマやフレーズを図（マップ）に描いてみたりして、自分のスキーマのあり様を具体的に理解していきます。スキーマもフレーズもマップもすべて紙などに書き出して、目で見てわかるような形にします。

このような作業を通じて、自分の生きづらさの正体がしだいに見えてきます。「このスキーマがあるから、自分はいつもこんなに苦しいんだな」「このスキーマのせいで、自分はこんなに悲しい思いをするんだ」というように。そして自分の生きづらさをこんなふうにとらえられるようになると、今度はしだいにスキーマを手放したくなってきます。「自分をこんなにもつらくさせる、こんなスキーマはいらない！」というように。

［4］さまざまな技法を用いての「ハッピースキーマ」の形成

そこで早期不適応的スキーマとは異なり、自分を真に幸せにしてくれる「ハッピースキーマ」を手に入れる作業に入ります。ハッピースキーマを手に入れるには、認知行動療法のありとあらゆる技法を用いたり、後に述べる治療的再養育法やモードワークといった技法を用いたりする必要があります。早期不適応的スキーマは長年自分につきまとってきたスキーマなので非常にしぶといです。そのスキーマを手放し、新たにハッピースキーマを手に入れるには、セラピストと一緒に根気強くワークに取り組む必要があります。

［5］「治療的再養育法」について

スキーマ療法では、中核的感情欲求を適切に満たしてもらえなかった心の傷つき（早期不適応的スキーマ）をありとあらゆる方法を駆使して癒し、ハッピースキーマを形成することを目指します。ここで鍵となるのが「育て直し」の発想です。「育て直し」とは、子ども時代に満たしてもらえなかった部分を、今、満たしてあげればよいではないか、という考え方です。自分のなかに残っている「傷ついた子ども」の部分を、治療のなかで、健全な方向に育成していこうという考え方です。スキーマ療法ではそれを「治療的再養育法」と呼び、非常に重視しています。

セラピストは治療的再養育法において、クライアントのなかの傷ついた子どもの部分に対して養育的に関わろうとします。セラピストだけでなく、クライアントの心のなかに、さまざまな養育者のイメージを置くこともできます。「こんなパパやママだったらいいなあ」と思える人をイメージのなかに置いて、その人物に自分の傷ついた子どもの部分を癒してもらったり、頼りない子どもの部分を導いてもらったりするのです。

よく用いられる養育者のイメージとしては、ムーミンママとパパ、バカボンのパパ、マザー・テレサなどがありますが、そういう有名なキャラクターではなく、身近にいる人で、「こういう人に癒してもらいたい」「こういう人に助けてもらいたい」という人をイメージに置くこともできます。あるいはクライアントのなかの、《ヘルシーな大人モード》(後述します)を養育者のイメージとして、クライアントのなかで治療的再養育法を行うこともできます。

「スキーマモード」という新たなモデル

スキーマ療法は当初、上記の「早期不適応的スキーマ」のモデルにもとづいて構築されましたが、後に「スキーマモード」という新たなモデルが追加されました。スキーマモードとは、「今現在、その人はどのような感情状態にあるか」ということを表した用語です。ある状況であるスキーマが活性化されると、それによってさまざまな自動思考が生じ、さまざまな気分・感情が発生します。その時々の自動思考や気分・感情をひっくるめて、それをモードと呼ぶことにしたのです。さまざまな状況や場においてさまざまな自動思考や気分・感情が私たちには生じますから、モードは無数にあると考えられます。その無数にあり得るモードを次の五つに分類しました。

◉傷ついた子どもモード

自分の内なる「子ども」の部分が傷ついて、悲しんだり、さみしがったり、おびえたり、怒ったり、すねたりしているモードです。

◉傷つける大人モード

幼少期に自分を傷つけてきた大人の声が自分のなかに残っており、その声がモードとなって自分を攻撃したり、要求したりするのが、このモードです。

◉いただけない対処モード

早期不適応的スキーマから自分を救おうとするのですが（例：寝逃げをする、相手に逆ギレする、酒に逃げる、過剰に仕事に没頭する、誰ともつきあわない）、それが結果的に自分助けになっていない場合、それを《いただけない対処モード》と呼びます。

◉ヘルシーモード（幸せな子どもモード）

自分の内なる「幸せな子ども」のことです。大人の私たちでも、安全な環境のなかで、遊んだり、楽しんだり、喜んだり、リラックスしたり、誰かに世話をしてもらったりすると、このモードに入ります。

◉ヘルシーモード（ヘルシーな大人モード）

「健全な大人の自我機能」がこのモードです。このモードが自分のなかに司令塔としてしっかりと機能していれば、その人は自分の体験をマインドフルに受け止め、必要な自分助けをすることができます。他者とも健全な関係を結び、助け合うことができます。

モードモデルにもとづくスキーマ療法の進め方

この新たなモードモデルにもとづいてスキーマ療法を進める場合は、以下のような流れになります。

（1）自分が今どのモードに入っているのかに気づけるようになる必要があります。認知行動療法でセルフモニタリングの練習が十分にできていれば，モードへの気づきはさほど難しくありません。

（2）イメージのなかで各モードに対して適切な対応をします。それを「モードワーク」と呼びます。具体的には次のように行います。

◉傷ついた子どもモードに対して

その子どもの感情を理解し，受け止め，適切に癒します。たとえば，さみしがってしくしく泣いている子どもモードであれば，そのモードに対して，「さみしかったんだね。それはつらかったね。さみしい思いをさせちゃってごめんね。でももう大丈夫だよ。私がついているから。私が一緒にいるから」と言うことができます。治療的再養育法の一環として，セラピストや他の養育者のイメージがそのように声かけをしてあげることもできます。

◉傷つける大人モードに対して

《傷つける大人モード》の言いなりになると，ますます傷つくので，基本的には出て行ってもらいます。たとえば「お前のようなダメ人間は生きている意味がない。死んでしまえばいい」といった声を，《傷つける大人モード》が投げつけてきた場合，「なんてひどいことを言うの！

あなたの言い分を聞けば聞くほど傷つくばかりだから、もうこれ以上聞きたくない！　出て行って！　もう二度と来ないで！」と言って《傷つける大人モード》を追い出すことができます。

これもセラピストや他の養育者のイメージが前面に出て行き、「私の大事な○○ちゃんに何てひどいことを言うの！　○○ちゃんがこんなことをあなたに言われる筋合いはない。生きている意味がない人間なんてこの世に一人もいないんだ！　そんなこともわからないのであれば、もう出て行ってちょうだい。そして二度と○○ちゃんのところには来ないでよ！」と《傷つける大人モード》を撃退することができます（治療的再養育法）。

◉いただけない対処モードに対して

一見自分助けのように見えながら、実際には助けになっていないというのがこのモードの特徴です。したがってこのモードに入りかけたこと、あるいは入ってしまったことに気がついたら、「対処しようとしているのはわかるけれども、そのやり方では、本当の助けにはならないんだよね。だから引退してくれる？」と言って、このモードに退いてもらう必要があります。

当初、クライアントはなかなかこのモードから離れられないことが多いので、ここでも治療的再養育法を用いて、セラピストや他の養育者のイメージが、このモードに対して、「○○ちゃんを助けてくれようとしているのはわかるけれども、残念ながら結果的に助けになっていないんだよね。なのでもうそろそろ引退してくれないかな。今までお疲れ様でした」と言って退いてもらうことができます。

◉幸せな子どもモードに対して

これはヘルシーなモードですから、このモードが出てきたら、「よかったね」「安心しているんだね」「楽しいんだね」と見守ってあげるとよいでしょう。治療的再養育法の一環としては、セラピストや他の養育者がイメージのなかで「一緒に遊ぼうか」と声をかけて一緒に遊ぶこともできます。

◉ヘルシーな大人モードに対して

このモードに限っては、このモードに対して何かをするというのではなく、スキーマ療法におけるさまざまな取り組みを通じて、とにかくこのモードを育み、強化していくに限ります。認知行動療法やマインドフルネスを習得すること自体がこのモードを強めてくれます。またセラピストなどによる治療的再養育法を何度も見聞きすることで、それをモデルとして自分のなかにこのモードをつくっていくこともできます。

このモードが強くなればなるほど、クライアント自身で、《傷ついた子どもモード》を癒し、《傷つける大人モード》を退け、《いただけない対処モード》に引退してもらい、《幸せな子どもモード》を温かく見守れるようになります。

実際には「早期不適応的スキーマ」のモデルと「スキーマモード」のモデルを適宜組み合わせてスキーマ療法を進めていきます。たとえば上記のモードワークを何度も繰り返すことにより、「早期不適応的スキーマ」の代わりとなる「ハッピースキーマ」が形成されたりすることはよくあることです（ヨウスケさんのケースがまさにそうでした）。

安全なイメージ、安全な儀式

スキーマ療法を開始する際にまず準備する必要があるのが「安全なイメージ」や「安全な儀式」です。スキーマ療法では幼少期や思春期の「自分にとって痛かった体験」にしっかりと向き合うことになります。その痛みで自分が壊れてしまわないように、その痛みに耐えながら進めていけるように、そのために準備するのが、安全なイメージであり、安全な儀式なのです。

二つのイメージ

ヨウスケさんが最終的に用意した「安全なイメージ」は次の二つです。

①長男や次男が無事生まれて病院ですやすやと眠っていたときのイメージ。
②妻が長男や次男を抱いて授乳しているときのイメージ。

目を閉じてこの二つの場面をありありと想起すると（一度に二つの場面を同時にイメージするのではありません。あくまでも一つのイメージです。その後にもう一つをイメージします）、ヨウスケさんはとても平和で穏やかでポジティブな気持ちになるのだそうです。

二つの儀式

次にヨウスケさんが用意した「安全な儀式」はこの二つです。

①幼少期の自分の写真を見る。
②子どもたちが小さかったころに撮った家族写真を見る。

一つめの儀式は、どこで撮ったかわからないけれども、はしゃいで野山を駆け回っている五歳ぐらいのヨウスケさんの写真が手元にあり、彼はそれがお気に入りなのだそうです。その写真を常に持ち歩き、セッションにも持ってきてもらい、一緒に眺めることを「安全な儀式」としました。

二つめの儀式も、やはり家族に関わるものです。

「今の家族関係はともかく、妻と子どもたちの存在はとにかくぼくにとって重要なんです。家族全員で撮った写真を見ると、家族は本当に宝物だと思うし、とにかく守りたい、手放したくないって強く感じるんです」とヨウスケさんは言いました。

安全なイメージ、安全な儀式を準備するなかで、ヨウスケさんは妻と息子たちが自分にとっていかに大切な存在か、ということにあらためて気づいたということでした。

…過去の体験のヒアリング

ヨウスケさんのスキーマ形成につながった体験

次に私たちはヨウスケさんの過去の体験をヒアリングし、どのような体験があったのか、満たされなかった中核的感情欲求は何か、ということを探っていきました。ヒアリングで語られた、ヨウスケさんのスキーマ形成につながるような体験を以下にまとめます。

- 両親およびその親族が医者ばかりという医者一族に育つ。非常に権威主義的な環境であり、特に男性はみんなオレ様。医師であるのは当然で、医師のなかでも特に大学の医学部の教授が「偉い」という風潮があり、父親の姉夫婦がそれに該当する（夫婦ともに医学部教授）。親族のなかでは彼らを頂点としたピラミッドがあり、それは子どもでもわかるほど露骨なものだったとのこと。
- ヨウスケさんの父親は開業医で、母親はパートの勤務医。ピラミッドのなかでは「中の下」

らしく、父親は子どもたち（兄、ヨウスケさん、妹）に「医者になるだけじゃダメ。医学部の教授にならないと」と口癖のように言っていた。

■さらに一族には「男尊女卑」というもう一つの強烈な風潮があった。男性はみんなオレ様ぶりをいかんなく発揮し、女性たち（祖母、叔母、母）は男性にかしずきつつ、職業的には完璧なパフォーマンスを示すという、ヨウスケさん曰く「今思えば異常な環境」で育ったが、当時はそれが当然だと思っていた。

■当然子どもたちにも完璧が求められる。テストでは一〇〇点を取るのが当然。九〇点だと「馬鹿」「クソ」扱い。実際、ヨウスケさんのきょうだい、そしていとこたちはとても出来がよく、皆、当然のように一〇〇点を取り、成績表も最高だった。そのなかで唯一、一〇〇点が取れず九〇点止まりなのがヨウスケさんだった（後に登場するナナちゃんも小学生時は一〇〇点を取っていた）。当然ヨウスケさんだけ「馬鹿」「クソ」扱い。親族のなかでも「ダメ人間」扱い。家族にも親族にも馬鹿にされつづけてきた。

■一方で祖父、叔父、父親の言動から「人を馬鹿にする」「人を見下す」という態度しか学べなかったヨウスケさんは、学校でもついそういう態度を何気なくとってしまい、クラス替えのたびに最初は友達ができても，途中から皆が離れていく，ということを繰り返し体験した。親族では「馬鹿」扱いでも，クラスでは「かなりできる生徒」（コンスタントに九〇点を取っていれば当然そうですよね）だったため，「馬鹿は相手にしない」「馬鹿とつきあわなくて済んだ」と思ってその事態を乗り越えてきた。

■家では馬鹿にされても学校ではかなり勉強ができるほうだった。勉強は「やって当たり前」「できて当たり前」のものなので好きでも嫌いでもなかったが，ヨウスケさんはむしろ美術や体育が好きだった。特に絵を描くのが得意で，絵を描いているときは気持ちがすごく自由になれた。一度親に「絵を習いたい」と言って，隣町の絵画教室にしばらく通っていたが，成績が下がったらすぐにやめさせられた。そのときは「仕方がない」と思っていた。

■体育も好きで，特にバスケットボールやバレーボールなどの球技が得意だった。中学に入りスポーツ系の部活に入りたかったが，「お前は人一倍勉強しなければだめだろう」「スポーツなんかやる暇があれば勉強して兄やいとこたちに追いつけ」と言われ，入れなかった。これもそのときは「自分は頭が悪いのだから仕方がない」と思い，あっさりとあきらめた。

■中学受験をして中学からは私立。きょうだいもいとこも皆，中学受験。兄もいとこたちも軒並み御三家と呼ばれる一流の中高一貫校に進学したが、自分と、父親の姉の娘であるいとこのナナちゃんだけが御三家には合格できず、一つランクの落ちる私立中学に進むことになった。中学受験の結果により、親族においてヨウスケさんの「馬鹿」は確定した。また同じく中学受験の結果により、同い年のナナちゃんも同様の扱いを受けることになった。

■中学では部活にも入らず、ひたすら塾通い。父母のみならず、祖父母や叔父、叔母たちからも「大学受験で挽回しろ」とずっと言われつづけていた。自分でも「そうしなきゃ」と思っていたし、「自分は馬鹿なのだから人一倍勉強しないといけない」とも思って、ひたすら勉強に励んでいた。今思えば自分を殺しつづけていたんだと思うが、そのときは必死だった。

■盆暮れ正月になると、ときには父方、ときには母方の親族が集まって、盛大な宴会をするのがならわしだったが、これが本当に苦痛だった。ふだんから出来のいい兄や妹と比べられて馬鹿扱いされているというのに、親族が集まると出来のいいいとこたちと一緒になったところで露骨に「びりっけつ」扱いをされるから。

■親族のなかで自分とナナちゃんが同じようにびりっけつ扱いをされるのが気に入らなかった。ナナちゃんはとても優しく気が弱い子で、強気で押しの強いいとこたちとは異なり、自分にも優しく接してくれた。しかし自分としては女であるナナちゃんと同列に扱われるのに我慢がならず，ナナちゃんに話しかけられても無視するか，適当に対応していた。

■それどころか，ある時期からヨウスケさんは積極的にナナちゃんを馬鹿にしはじめた。今思えばいとこたちのなかでびりっけつになるのが本当に嫌だったから，ナナちゃんを馬鹿にしておとしめることで自分がびりになるのを避けようとしていたのだろう。ナナちゃんを馬鹿にしてびりっけつ扱いをすることで，自分のなけなしのプライドを守ろうとしてきたのだろう。

■中学や高校での成績は中の上，あるいは上の下ぐらいで決して悪くはなかった。医者一族ということで一目置かれ，「お前も医者になるんだろう」と先生や同級生にも言われていた。学校では小学生時と同様にわりと偉そうに振る舞っていた。だから心を許せるような友人は一人もいなかった。「自分は皆と違うんだ」「自分はここにいるような人間じゃない」「自分は医学部に行くんだから特別だ」と思い，同級生たちを馬鹿にしていたのだと思う。

■挽回を目指した大学受験は思うようにいかず。二浪してやっと入学できたのは，一族では〝二流の下〟と見なされる私立医大。兄は最高峰の国立大学の医学部。二歳下の妹は現役で一流私大の医学部に入学。妹とは同級生になってしまった。これで家族のなか、親族のなかでのヨウスケさんの位置づけ（びりっけつ）は決定的になった。

■しかし一方で、二浪してでも医学部に合格したことで、「医学部に入れなかったらどうしよう」「医者になれなかったら終わりだ」という最大の恐怖と最悪の結果は回避することができたので、内心かなりホッとした気持ちがあった。家族や親戚のなかでは「ダメ人間」でも、医者になれれば世間的には〝勝ち組〟だという気持ちがどこかにあった。

■同い年のいとこのナナちゃんもヨウスケさんと同様に二浪したが、彼女はとうとう医学部に入れず「医学部に入れないなら進学する意味はない」とのことで大学に進学しなかった。ヨウスケさんは「勝った！」と思い、その後徹底的にナナちゃんを言葉や態度で馬鹿にしつづけた。ナナちゃんは徐々に引きこもりはじめ、親族の集まりにも出てこなくなった。そしてヨウスケさんが大学二年時に自殺。「馬鹿は死んでも仕方がない」「自殺するとは、やはりよほどの馬鹿だったんだ」というのが親族での扱い。その後彼女の存在と自殺はタブーになり、「なかったこと」となっている。

■ナナちゃんの自殺についてはヨウスケさんも親族たちと同じように考えようと努めた。しかしどこかで「ナナちゃんは自分だったかも」「自分だって紙一重だったかも」という思いがあり、ナナちゃんのことを思うと心のなかがとても「苦しかった」。でも苦しいのはつらいので、ナナちゃんについては極力考えないようにしてきた。

■医学部では必死に勉強し、六年間で無事卒業。国家試験にもなんとか合格し、兄や妹やいとこたちほどは成功できないが、「よい医者であろう」と思って必死で努力しつづけてきた。クリニックを引き継ぐよう父親に言われたときは、「どうせ俺はその程度だ」「出世しつづける兄や妹とは違う」と思いつつ、「継がせてもいいと父は思ってくれたのだな」と思うとほんの少し誇らしい気持ちになった。だからこそこのクリニックをばっちりと運営し、「すごい」と皆に思ってもらいたかった。

■一方、家庭については、親からの「指示」で見合い結婚し、子どもが生まれ、〝ヨウスケさん自身の家庭〟というものができた。しかしヨウスケさんにとっては仕事がメインで、家庭は「ついでのもの」「ひとまず持っておくもの」という認識だったので、ないがしろにしてきてしまった。そしてストレスのはけ口に家族を使ってきてしまった。今は申し訳なく思っているし、何としてでも自分の家庭・家族は守りたい、なくしたくない。

■こうやってヒアリングで振り返ってきてわかったことは……家庭内および親族内では「最高であれ」「最高でなければ馬鹿にされて当然」「人に馬鹿にされたらおしまい」というメッセージを受けつつ、ヨウスケさんは最高ではなかったので馬鹿にされつづけてきた。だから内心「自分は馬鹿なダメ人間」と思いつつ、「馬鹿にされたらおしまい」という思いがあるので、外では自分が最高であるように振る舞い、自分の馬鹿がばれないよう必死で他者を馬鹿にしつづけてきたという矛盾したありよう。なんて自分は嫌な人間だったのだろう。

■特にナナちゃんをそのはけ口にしてしまったことに気づく。なんて自分はひどい人間だったのだろう。本当なら自分がいちばん彼女の苦しみに気づいてあげられたはずなのに。助けてあげられたかもしれないのに。

ナナちゃんに謝りたい！

以上がヒアリングでヨウスケさんから語られた内容です。「馬鹿にされてきた自分が、外では必死に他人を馬鹿にしてきていた」という構図に思い至ったヨウスケさんは、かなりの衝撃を受けたようです。

「先生がぼくの態度をオレ様と言ったことの意味がようやくわかってきました。きっと多くの人にぼくはそういう印象を与えてきたのでしょうね。恥ずかしいです」としょんぼりした様子で言っていました。

またナナちゃんについては最初淡々と語っていたのが、途中から「ナナちゃん」という名前を口から出すだけで涙があふれるようになり、最終的には「ナナちゃんに会いたい」「ナナちゃんに謝りたい」「ぼくは取り返しのつかないことをしてしまった」と言いながら号泣するようになってしまいました。

読者の皆様もお気づきのように、ヒアリングを通じてヨウスケさんの感情は非常に豊かになっていきました。過去体験を想起しながら、その時々のさまざまな感情をそのまま感じ、それをそのまま言葉や態度にして私の前で表してくれるようになりました。

ヒアリングで出てきた話を共有させてもらいながら、私自身、ヨウスケさんが歩んできた過酷な人生に何度も胸が痛くなったものです。またナナちゃんに対して「取り返しがつかないことをした」と言って号泣するヨウスケさんを前に、私自身も心を動かされ、涙が出てきてしまいました。ナナちゃんもヨウスケさんもあまりにもかわいそうすぎます。


ここまで来ると、ヨウスケさんのオレ様的言動はほとんど影を潜めるようになりました。ヨウスケさんも「ここに来ると安心して自分をさらせます」と言って、実際面接室のなかでは非常にリラックスしているように見えました。

ただし受付のスタッフが言うには、受付でのヨウスケさんの態度や言動は、以前と変わらぬオレ様ぶりなのだそうです。セラピストである私との関わりにおいてだけ、ヨウスケさんはオレ様の鎧《よろい》を取り外せるようになったのでしょう。

早期不適応的スキーマの理解

ヒアリングが終わったところで、ヨウスケさんと私は、彼のなかにどのような早期不適応的スキーマがあるのかを検討することにしました。ここでふたたび一八の早期不適応的スキーマのリストを提示しておきましょう。五つの中核的感情欲求が満たされないことで各領域に含まれる早期不適応的スキーマが形成される。これがスキーマ療法の考え方でしたね(一四三頁参照)。

第1領域　人との関わりが断絶されること

①見捨てられスキーマ
②不信・虐待スキーマ
③「愛されない」「わかってもらえない」スキーマ
④欠陥・恥スキーマ
⑤孤立スキーマ

第2領域　「できない自分」にしかなれないこと

⑥無能・依存スキーマ
⑦「この世には何があるかわからないし、自分はそれらにいとも簡単にやられてしまう」スキーマ
⑧巻き込まれスキーマ
⑨失敗スキーマ
⑩服従スキーマ

第 3 領域　他者を優先し、自分を抑えること

⑪自己犠牲スキーマ
⑫「ほめられたい」「評価されたい」スキーマ

第 4 領域　物事を悲観し、自分や他人を追い詰めること

⑬否定・悲観スキーマ
⑭感情抑制スキーマ
⑮完璧主義的「べき」スキーマ
⑯「できなければ罰されるべき」スキーマ

第 5 領域　自分勝手になりすぎること

⑰「オレ様・女王様」スキーマ
⑱「自分をコントロールできない」スキーマ

中核的感情欲求

1 愛してもらいたい。守ってもらいたい。理解してもらいたい。

2 有能な人間になりたい。いろんなことがうまくできるようになりたい。

3 自分の感情や思いを自由に表現したい。自分の意志を大切にしたい。

4 自由にのびのびと動きたい。楽しく遊びたい。生き生きと楽しみたい。

5 自律性のある人間になりたい。ある程度自分をコントロールできるしっかりとした人間になりたい。

ヨウちゃんはどこへ？

まず私は、ヤング先生の挙げた五つの中核的感情欲求（上図）を示し、これらが満たされたかどうか彼に尋ねました。

ヨウスケさんはぶんぶんと首を横に振って言いました。

「どれも満たされていません。どれひとつも！」

とはいえ、「安全の儀式」で用いている五歳ぐらいのヨウスケさんの写真では、彼がはしゃいでのびのびと野山を駆け回っている様子がうかがえます。

私たちはこの写真におけるヨウスケさんを「ヨウちゃん」と呼んでいました。

「写真の幸せそうなヨウちゃんはどこに行っちゃったんでしょうね」と私が言うと、

「ぼくもわかりません。でもとにかくこれらの感情欲求が満たされたとはとうてい思えないのです」

ヨウスケさんは首をひねりながらこう言いました。

ヨウスケさんのスキーマリスト

次に私たちは一八の早期不適応的スキーマのリストを一緒に眺め、スキーマ分析を行いました。その結果、次頁の表のようなスキーマリストができました。

これは驚くべき結果です。⑪の「自己犠牲スキーマ」を除くすべてのスキーマに80～100％の数字がついています。

もちろんこれらの数字は主観的なものなので一概に比較はできませんが、『ケアする人も楽になるマインドフルネス＆スキーマ療法』のマミコさんのスキーマリスト（BOOK2の六九頁参照）と見比べても、スキーマレベルにおけるヨウスケさんの傷つきがどれだけ深いかがよくわかります。

ヨウスケさんの傷の深さに思いを馳せた私は、五歳のヨウスケさんの写真に対して「ヨウちゃん、いっぱい傷ついてきたんだね」と声かけをしたところ、目の前のヨウスケさんはポロポロと涙を流し、「ぼくはこんなにつらかったんですね。自分がつらかったということすら、ぼくは知らなかったんだ」と絞り出すように言いました。

「でも今はもう自分がつらかったということを認められますよね」と私が言うと、ヨウスケさ

ヨウスケさんのスキーマリスト

領域	番号	スキーマの名前	スキーマの強度（%）
人との関わりが断絶されること	①	見捨てられスキーマ	80
	②	不信・虐待スキーマ	80
	③	「愛されない」「わかってもらえない」スキーマ	100
	④	欠陥・恥スキーマ	90
	⑤	孤立スキーマ	90
「できない自分」にしかなれないこと	⑥	無能・依存スキーマ	80
	⑦	「この世に何があるかわからないし、自分はそれらにいとも簡単にやられてしまう」スキーマ	80
	⑧	巻き込まれスキーマ	90
	⑨	失敗スキーマ	90
他者を優先し、自分を抑えること	⑩	服従スキーマ	90
	⑪	自己犠牲スキーマ	0
	⑫	「ほめられたい」「評価されたい」スキーマ	100
物事を悲観し、自分や他人を追い詰めること	⑬	否定・悲観スキーマ	80
	⑭	感情抑制スキーマ	90
	⑮	完璧主義的「べき」スキーマ	100
	⑯	「できなければ罰されるべき」スキーマ	100
自分勝手になりすぎること	⑰	「オレ様・女王様」スキーマ	100
	⑱	「自分をコントロールできない」スキーマ	80

んは何度も深くうなずきました。

「写真を見ながら、『ヨウちゃん、つらかったね』と言ってあげられますか？」と言うと、ヨウスケさんは泣きながら自分の写真を撫でて「つらかったね。つらかったね。つらかったね」と何度も声をかけました。*

スキーマのフレーズからマップの作成へ

それから私たちはヨウスケさんのスキーマのフレーズづくりをしました。それは次の三つにまとめられました。

「自分は馬鹿でダメな人間だ。だけど馬鹿にされたらおしまいだ。だから自分の馬鹿は徹底的に隠して、人を馬鹿にして生きていくしかない」

「この世を生き抜くには徹底的にがんばるしかない。感情をコントロールし、完璧に仕事をして、最高の結果を出しつづけなければならない。そうじゃないとたちまちどん底に落ちて地獄を見ることになる」

［*］お察しのとおり、これは治療的再養育法の一環でもあり、モードワークの一環でもあります。

ヨウスケさんのスキーママップ

フレーズ	スキーマの名前
「自分は馬鹿でダメな人間だ。だけど馬鹿にされたらおしまいだ。だから自分の馬鹿は徹底的に隠して、人を馬鹿にして生きていくしかない」	①馬鹿にされたらおしまいスキーマ
「この世を生き抜くには徹底的にがんばるしかない。感情をコントロールし、完璧に仕事をして、最高の結果を出しつづけなければならない。そうじゃないとたちまちどん底に落ちて地獄を見ることになる」	②徹底的にがんばるしかないスキーマ
「自分はありのままでは誰からも認められないし、愛されないし、守ってもらえない。だから自分を抑え、とことんがんばり、サバイブするしかない」	③ありにままでは受け入れてもらえないスキーマ

「自分はありのままでは誰からも認められないし、愛されないし、守ってもらえない。だから自分を抑え、とことんがんばり、サバイブするしかない」

これらのフレーズをそのまま白紙に外在化して、それをヨウスケさんの「スキーママップ」としました。スキーママップには各フレーズの名前もつけてみました。それを上図に示します。

私たちはスキーマのフレーズとその名前が外在化された「スキーママップ」を一緒に眺めました。そして「あらためてどう思い、どう感じますか？」と彼に聞きました。

ヨウスケさんはしみじみとした様子で、

こう言いました。

「なんだかものすごく無理のある生き方を自分はしてきちゃったんだなあということが、これを見てよくわかります。背中の痛みはその現れだったのではないでしょうか。それにしてもぼくは自分を守るために必死で人を馬鹿にしてきたんですね。なんか本当におかしなことになってしまっていたんだなあ、と思います」

背中の痛みは心の痛み

ちなみに何回かのセッションを使ってスキーマリストやスキーママップをつくっているあたりから、ヨウスケさんの背中の痛みが弱まりはじめていました。

最初ヨウスケさんは「なぜ今になって痛みが減ってきているのかわからない」と言っていましたが、スキーマが「痛みの現れ」だとしたら、それを理解し、外在化するにしたがって、痛みが減ってきたことは理にかなっています。

私がそれを伝えると、ヨウスケさんも「ああ、たしかにそうかもしれない。スキーマをこうやって外に出せば出すほど、痛みが和らいできているように感じます」と言いました。

ヨウスケさんの背中は、ヨウスケさんの心の痛み（スキーマ）を引き受けてくれていたのかもしれません。

いちばんの峠――ナナちゃんと希死念慮

ところでこれらのスキーマ分析のワークのあいだ、ヨウスケさんの心が大きく揺れ動くことが頻繁にありました。特にいとこのナナちゃんに対して自分がしてきたことに直面すると、一時的に希死念慮が高まり（「こんな自分に生きている資格はない」「死んでナナちゃんに会ってお詫びしたい」）、見ていてもとても痛々しかったです。

そのつど、ヨウスケさんの思いを受け止めながら、「ナナちゃんのことをどう受け止め、どう考えていったらよいか、このスキーマ療法のなかで一緒に取り組んでいきましょう」と伝えつづけました。

さらにこのようなスキーマを鵜呑みにすることで妻や息子たちにひどい言動をとってきたことを理解したヨウスケさんは、「家族にも取り返しのつかないひどいことをした。今すぐ離婚したほうがよいのでは」と思いつめるようになりました。こちらについても離婚問題は「保留」になっていることをヨウスケさんに思い出してもらい、「スキーマ療法がひととおり終わってから、必要であれば離婚について一緒に検討しましょう」と先延ばししてもらいました。

このときが、いちばんの峠でした。

その後、希死念慮や離婚への思いが一段落して峠を越えると、ヨウスケさんのなかには、「自分がこうなったのは異常な価値観を持つ親や親族のせいだ」「自分は親に欲しいものは与えられず、余計なことばかりを押し付けられた。自分は親や親族の犠牲者だ」という思いが強くなっていきました。

そういう思いが出てくるたびに私たちは「五歳のヨウちゃん」の写真を眺め、「つらかったね」「かわいそうだったね」というモードワークを行いました。そして今後のスキーマワークを通じて、「かわいそうなヨウちゃんを助け出してあげよう」ということを何度も確認しました。

⋮自分のなかのさまざまなモードの理解

ヨウスケさんのモード分析

スキーマ療法にはもう一つ「モードモデル」というモデルがあります。さまざまなスキーマが活性化されてそれにどう対応するかで、「今・ここ」でのその人の状態は大きく変化します。そのような「今・ここ」でのその人のあり様を、《傷ついた子どもモード》《傷つける大人モード》《いただけない対処モード》《ヘルシーモード（幸せな子どもモード、ヘルシーな大人モード）》という視点から理解したり働きかけたりするというのが「モードモデル」でしたね（一五二頁参照）。

私たちはモードモデルも使ってヨウスケさんの分析を行いました。私たちが共有したヨウスケさんのモードは次のとおりです。

●傷ついた子どもモード

さまざまな「小さくて傷ついたヨウちゃん」が見つかりました。それはたとえば「さみしいヨウちゃん」「心細いヨウちゃん」「愛されたいヨウちゃん」「ほめられたいヨウちゃん」「のびのびしたいヨウちゃん」。そういうヨウちゃんは、たいてい五歳ぐらいの感覚なのだそうです。写真のヨウちゃんと同じぐらいの年齢です。

●傷つける大人モード

これが強烈です。「徹底的に馬鹿にしてくる大人」「完璧しか認めない大人」「無理難題を押し付けてくる大人」「失敗を許さない大人」など、そういう大人が大勢います。そういう大人のモードがヨウスケさんをしょっちゅう攻撃してきますし、ときにはヨウスケさん自身がそれらのモードに「乗っ取られ」、気がついたら自分が相手を攻撃したり、許さなかったりすることもわかってきました。

「これはすごいからくりですね！」とヨウスケさん自身が驚いてしまいました。

●いただけない対処モード

上記の《傷つける大人モード》に乗っ取られて相手を馬鹿にしたり傷つけたりするのは、まさにこの《いただけない対処モード》です。相手を馬鹿にすることで自分の傷つきをリカバリーしようと無意識的に「対処」しているのですが、もちろんこれはいただけません。背中の痛み（＝心の痛み）を感じたくなくて酒を飲んだり薬を服用したりするのも、この《いただけない対処モード》です。さらに自分自身や家族に向き合うのを避けるために仕事に没頭するのも、やはりある意味でこの《いただけない対処モード》であることが理解されました。

●ヘルシーモード（幸せな子どもモード）

写真のなかの「五歳のヨウちゃん」がその象徴です。のびのびとした幸せなヨウちゃんも必ずどこかにいるのです。このように写真に残っているのですから。私たちは今後取り組むモードワークで、この「幸せな五歳のヨウちゃん」を助け出し、もっと幸せにしてやろうと約束しました。

●ヘルシーモード（ヘルシーな大人モード）

自分の体験をありのままにモニターし、マインドフルに受け止めるそのあり様そのものが《ヘルシーな大人モード》です。だとすると、すでにそういうことができるようになっているヨウスケさんには、カウンセリング開始当初に比べ、《ヘルシーな大人モード》がかなり育ってきているのではないかという話になりました。スキーマ療法をさらに続けるなかで、このモードをさらに強化して、《傷ついた子どもモード》を上手に癒し、《傷つける大人モード》を上手に撃退し、《いただけない対処モード》を上手に減らし、《幸せな子どもモード》を上手に育てていけるといい、ということをここであらためて共有しました。

ヨウスケさんのモードマップ

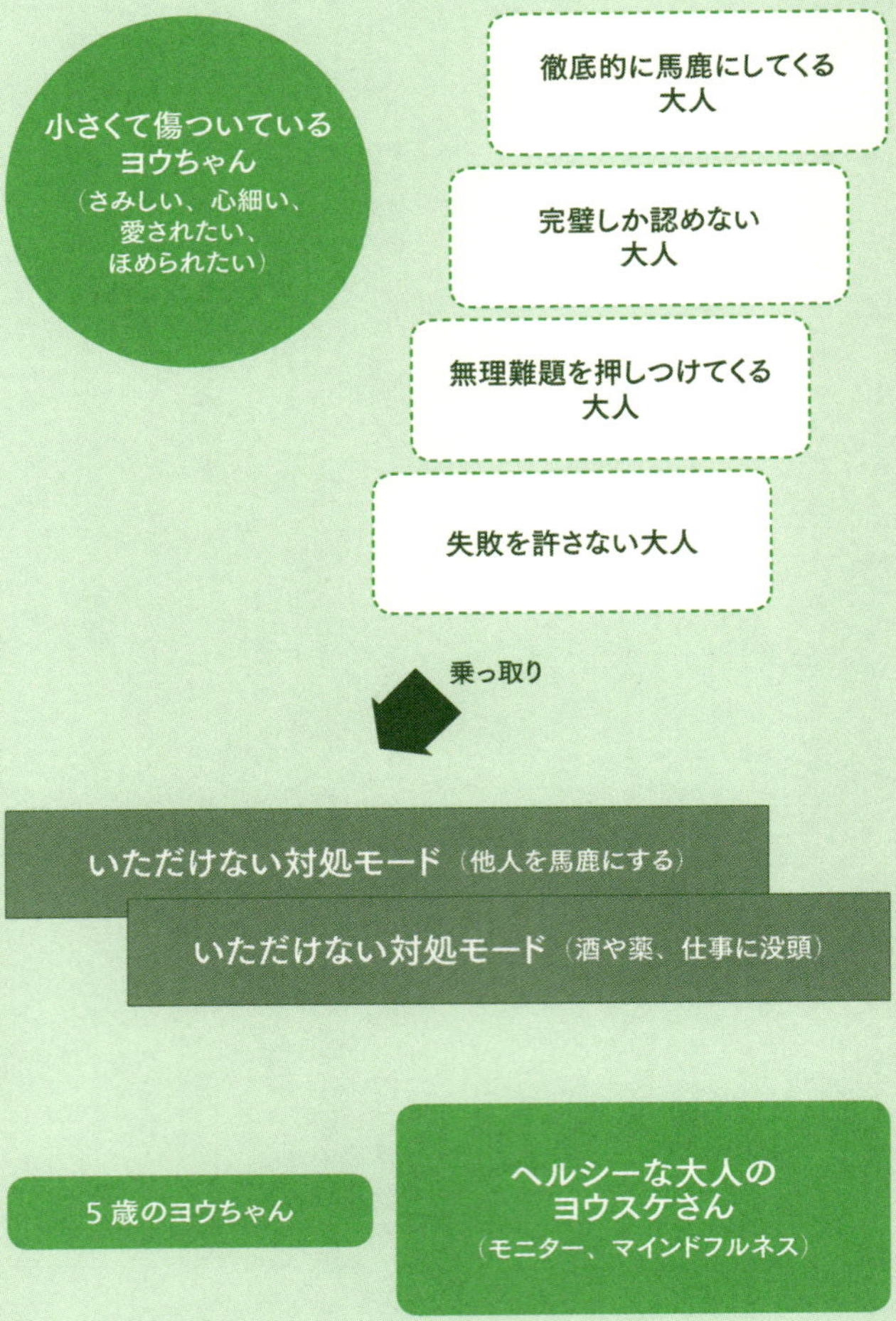
小さくて傷ついている
ヨウちゃん
（さみしい、心細い、
愛されたい、
ほめられたい）
徹底的に馬鹿にしてくる
大人
完璧しか認めない
大人
無理難題を押しつけてくる
大人
失敗を許さない大人
乗っ取り
いただけない対処モード（他人を馬鹿にする）
いただけない対処モード（酒や薬、仕事に没頭）
5 歳のヨウちゃん
ヘルシーな大人の
ヨウスケさん
（モニター、マインドフルネス）

モードマップの作成

私たちはこれらのモードを外在化し、モードマップをつくりました。それを前頁の図に示します。

出来上がったモードマップをヨウスケさんは何度も手に取って眺め、「これがまさに今のぼくなんですね。見てると嫌になっちゃうなあ。でも仕方ないよなあ」「やっぱりこのからくり（《傷つける大人モード》に乗っ取られて自分が相手を傷つけるということ）はすごいなあ。こうやって書き出してみると、ますますこのからくりのすごさに自分でも驚いてしまいますよ」など、さまざまな感想を述べてくれました。

◆ スキーマやモードに対するマインドフルネス

憑き物が落ちたようにスッキリと

さてヨウスケさんにはしばらくのあいだ、これらのスキーママップやモードマップを持ち歩いてもらい、日常生活においてスキーマやモードレベルで自分を観察し、リアルタイムでその時々に活性化されたスキーマやモードに気づき、マインドフルに受け止める、ということを実践してもらいました。

スキーマ分析（スキーマやモードを理解し、外在化する）がひととおり終わったころのヨウスケさんは、なんだか憑き物が落ちたようにスッキリしてしまい、少なくともセッションのなかで、私に対して《いただけない対処モード》を向けてくることはほとんどなくなりました（前述のように受付スタッフにはまだオレ様的なところがみられましたが）。

そういう「いただけない対処」を使うことなく、自分のスキーマやモードに向き合うことができるようになり、セッションでもそれを生き生きと報告してくれるようになりました。たとえばこんな感じです。

ヨウスケさん　先週、ときどき来る年配の男性患者が受診して、ひどい風邪だから薬が欲しいだの、点滴を打ってほしいだの、あれこれ要求されたんです。

伊藤　それで？

ヨウスケさん　自分よりも年上の男性に何かを要求されると、途端に自分が「小さな子ども」のような気持ちになっちゃって、怖いんですよね。

伊藤　モードで言うと？

ヨウスケさん　（モードマップを指さして）「小さくて傷ついているぼく」です。おどおどしてしまって。うまくできないと馬鹿にされるんじゃないかって。

伊藤　スキーマで言うとどれかしら？

ヨウスケさん　（スキーママップを指さして）「馬鹿にされたらおしまいスキーマ」かなあ。
伊藤　なるほど。ほかにはどんな反応が？
ヨウスケさん　目の前の患者が恐ろしい大人に見えて，怖いんです。ああ，これが「傷つけてくる大人」ですね。その人が自分を馬鹿にしたり無理難題を押し付けてきたりするひどい大人のように感じたのです。
伊藤　《傷つける大人モード》が同時に出てきたのですね。
ヨウスケさん　そうですそうです。でも「患者のくせに医者を馬鹿にするなよ」「風邪かどうかはお前じゃなくて俺が決める」「なんでお前が治療法を指定してくるんだ」という自動思考も同時にわいて，その患者に「風邪かどうか診断するのはこっちだ」ときつい口調で言っちゃったんですよね。
伊藤　それはもちろん？
ヨウスケさん　はい，乗っ取られました（笑）。「馬鹿にされるなら，こっちからやってやる」みたいな気持ちになっちゃって。他人を馬鹿にするモードが思わず出ちゃったんです。
伊藤　相手は？
ヨウスケさん　「すみません」としょぼんとしちゃって。それで「あ，やっちゃった！」と気づいたのです。こうやってぼくは人に対して嫌な態度をとりつづけていたんですね。まったく自分が嫌になる。
伊藤　スキーマやモードって恐ろしいですね。自分ではそんなつもりじゃないのにたちまち活性化して，私たちを巻き込むんですよね。私だってそうですよ。スキーマやモードが突然活性化して，気づいたらそれにやられちゃっているということがいまだにあります。
ヨウスケさん　先生もそうなんですか？

伊藤　もちろんそうです。スキーマやモードって本当にしぶといし、あっという間に活性化して私たちを巻き込むんです。怖いですよ！

ヨウスケさん　本当にそうですね。

伊藤　それにしてもヨウスケさん、モニターがとても上手になりましたね。

新たなスキーマを手に入れる段階に

このやりとりからも、ヨウスケさんが自らの体験をリアルタイムにモニターし、スキーマやモードの視点から理解できるようになっていることがわかりますね。本当に見事です。

このように日常生活においてスキーマやモードを観察し、マインドフルに受け止めるというワークを続けていくうちに、自らのスキーマやモードに対するヨウスケさんの理解はさらに深まり、同時に、「このままでは嫌だ。新たなハッピースキーマを手に入れたい」「ヘルシーなモードをもっと大きくしていきたい」という動機づけも高まっていきました。

そこで私たちはスキーマ療法の次の段階、すなわち「自分を苦しめるスキーマを手放し、新たなスキーマを手に入れる」段階に入ることにしました。

ちなみにこの時点で背中の痛みはほぼ消失していました。

「今だったら背中が痛くなっても、その痛みに対して『よく来たね』と言ってマインドフルに受け止められるのに。残念だなあ」

そんな冗談を言えるぐらい、ヨウスケさんのなかには余裕が生まれていました。また背中の痛みの消失に伴い、過剰にお酒を飲んだり抗不安薬を服用したりすることもなくなりました。

…治療的再養育法はどのように行われたか

まずは頭で理解してもらう

スキーマ療法に入る際、私はヨウスケさんに「治療的再養育法」についても説明しました。治療のなかでは私が「小さなヨウちゃん」の「よき親（パパ・ママ）」になること、ほかにもキャラクターなどを使って「小さなヨウちゃん」のパパ的・ママ的な存在を増やしていくこと、最終的にはヨウスケさんのなかに「よき親（パパ・ママ）」の存在をつくって自らを癒したり制御したりできるようになることを目指すことを、ヨウスケさん自身にまずは「頭で」理解してもらいました。

スキーマ療法が開始された後は、あの手この手でこの治療的再養育法を駆使して、ヨウスケさんの傷ついた子どもの部分を癒し、傷つける大人から彼を守り、幸せな子どもの部分を育んでいきました。その例を以下にいくつか挙げます。

あの手この手の再養育法

●五歳のヨウちゃんの写真を使った再養育法

私はことあるごとに「五歳のヨウちゃんの写真」に向かって、こう話しかけました。

「ヨウちゃん、怖かったね。でももう大丈夫」

「そんなこと言われたらヨウちゃん傷つくわよね」

「そんなふうに自分を観察し、報告できるなんて、ヨウちゃん、ものすごくえらかったね」

最初、ヨウスケさんは顔を真っ赤にしてものすごく照れていたのですが、しだいに慣れてきて、最終的には自分で自分の写真に向かって養育的な声かけができるようになりました。

●ヒアリングの際

ヒアリングで過去の体験を聞く際には、同時に次のように尋ねて、その時々の彼の思いや欲求を受け止めていきました。

「五歳のヨウちゃんはどんな気持ちだったの?」

「五歳のヨウちゃんは本当はどうしてほしかったの?」

「七歳のヨウちゃんは?」

「一〇歳のヨウ君は本当はどうしたかったの?」

「一〇歳のヨウ君はそのときどんな思いだったのかしら?」

「一五歳のヨウスケ君は？」

「一七歳のヨウスケ少年は？」

こういう問いかけをしつづけることで、ヨウスケさん自身が内なる自分の本当の思いや気持ちに耳を傾け、それらを大切にできるようになっていきました。

●ムーミンママとムーミンパパ

私の面接室にはムーミンママとムーミンパパのぬいぐるみがあります。私は機会をみつけてはヨウスケさんに、

「ムーミンママだったらどうしてくれると思う？」

「そんなときムーミンパパにどういうふうにしてほしい？」

と問いかけるようにしていました。

ヨウスケさんはこのワークが気に入ったようで、とうとう自分でムーミンママ＆パパのぬいぐるみを買って、自分自身の診察室に置いて、ママやパパになぐさめてもらったり応援してもらったりするようになっていきました。

●バカボンのパパ

「傷つけてくる親や大人」の対極、正反対の存在がバカボンのパパです。なにしろ「これでいいのだ！」ですから。

治療的再養育法としていろいろなキャラクターを使えることをヨウスケさんに伝えたところ、彼は特にムーミンママ＆パパとバカボンのパパにピンときたようでした。ムーミンママ＆パパについては上記のとおりぬいぐるみを使いましたが、バカボンのパパについてはインターネットで「これでいいのだ！」と言っているパパの画像をダウンロードしてカラー印刷し、仕事で使う透明なクリアファイルに貼り付けて日常的に見るようにしました。

ヨウスケさんは言います。

「パパにきっぱりと『これでいいのだ！』と言ってもらえると本当に安心できるんです。ぼくはこんなふうに誰かに『そのままのお前でいいのだ！』と言ってほしかったんでしょうね」

私は彼にこう伝えました。

「バカボンのパパに言ってもらえた『これでいいのだ！』を、こんどはヨウスケさん自身がヘルシーな大人として、ヨウちゃんに言ってあげられるようになるといいですね」

こんな感じでスキーマ療法に入った時点から意識的に治療的再養育法を取り入れ、ヨウスケさんもしだいにこのやり方になじんでいきました。治療的再養育法はそれだけでもかなりパワフルな技法です。ヨウスケさんもしだいにこの治療的再養育法に対して手応えを感じることができるようになりました。

ヨウスケさんと家族の変化 2

ハッピースキーマをゲット

これでいいのだ！

さて、いよいよここからが、スキーマ療法の第二ステップである「自分を苦しめるスキーマを手放し、新たなスキーマを手に入れる」段階です。具体的には『ケアする人も楽になるマインドフルネス＆スキーマ療法』BOOK２の第２章で紹介した「椅子を使った対話のワーク」とさまざまなモード間の「モードワーク」を行いました（それらの具体的なやり方については同書を参照してください。ここではその結果だけを示します）。

マミコさんのときと同様に、それらのワークは何度も何度も行われ、そのなかでしだいにヨ

ヨウスケさんのハッピースキーマ

人は生きているだけで等しく価値がある。ただそれだけ。だから自分は自分の人生を誰からの評価も気にせずにやりたいように生きればいい。そして他人の人生も同じく尊重する。これでいいのだ！
（バカボンのパパスキーマ）

ウスケさんのハッピースキーマがつくられていきました。

最終的にまとめあげられたヨウスケさんのハッピースキーマは上の一つのフレーズになりました。

ハッピースキーマを持ったヘルシーな大人として

ヨウスケさんには、ハッピースキーマ（バカボンのパパスキーマ）をバカボンのパパの画像が貼り付けられているクリアファイルに外在化してもらいました（まるでバカボンのパパがそう言っているかのように）。スマホにも入力してもらい、毎日何度もこれを声に出し、そして心を込めて自分に対して読み上げてもらいました。あるいはバカボンのパパにそう言ってもらっているところをイメージしてもらいました。

またモードワークでは、《ヘルシーな大人モード》としてのヨウスケさんが、「小さくて傷ついたヨウちゃん」を慰めたりほめたりしたり、さまざまな《傷つける大人モード》を撃退したり、《いただけない対処モード》をいさめたり、《幸せな子ども《モード》を見守ったり大切に育んだりするワークを何度も何度も行いました。最終的には私の手助けがなくても、ヨウスケさん自身で実に上手にモードワークをやれるようになりました。

そして日常生活でもハッピースキーマを持った《ヘルシーな大人モード》として行動するよう心がけてもらい、ときに《幸せな子どもモード》として生活や生きていること自体を楽しむようにしてもらいました。

以下、スキーマ療法を通じてのヨウスケさんの変化について紹介します。

ヨウスケさんの変化

ニューヨウスケさんが登場！

これはスキーマ分析の後半あたりからみられた現象ですが、当初のオレ様的な人を見下したようなヨウスケさんとは全然別の、「ニューヨウスケさん」としか呼びようのないヨウスケさんが出てくるようになりました。

ニューヨウスケさんは実にのびのびとしており、どこか無邪気でいい意味で子どもっぽく、楽しむことが大好きなキャラクターです。セラピストの私からすると、このニューヨウスケさんはとても可愛い存在でした。

ニューヨウスケさんは、彼自身にとっても私にとってもまったく違和感がありませんでした。私たちは、「本来のヨウスケさんは本当はこういう人だったんじゃないか」との結論に至りました。またこのニューヨウスケさんはモードの概念から見ると、《ヘルシーな大人モード》と《幸せな子どもモード》が合体したものではないかと思われます。

そういうわけで私たちは一方でモードワークを行いながら、一方でニューヨウスケさんの観察を行うことにして、毎回のセッションで「今週のニューヨウスケさんはこうでした」という報告をしてもらうことにしました。これは毎回実に楽しい報告会となりました。

また、スキーマワークがある程度進んだころから、受付での態度も変わってきました。これまではオレ様の名残が残っていた受付でのヨウスケさんの言動ですが、途中からニューヨウスケさんとして受付に登場するようになり、ときに雑談をしたり、ときに冗談を言ったりして、受付でのやりとりがとても和やかなものになってきたとのことでした。

ニューヨウスケさんは料理好きだった

ヨウスケさんはこれまですべての時間を仕事と研究と勉強に捧げてきました。「馬鹿にされない」ためです。しかしニューヨウスケさんはもう少し違うことをしてみたいと感じています。「役に立つ何か」「ためになる何か」ではなく、「楽しめる何か」をしてみたいのです。

そこでモードワークで小さなヨウちゃんに、「何をしてみたい？」「どんなことをしたい？」

「何をすると楽しいと思う？」ということを繰り返し問いつつ、ヨウスケさんはいろいろなことにチャレンジしてみました。小学生のときに好きだった絵を習いに行ってみたり、スポーツクラブに体験入会してみたり。

　結局ヨウスケさんが選んだのは「料理」でした。料理教室に通い、さまざまなレシピを学び、自宅でそれをつくって家族に食べてもらう、ということを始めたのです。

　ニューヨウスケさんは思いのほか、食べることが好きでした。

「これまで食事なんかとにかく取ればいい、何かお腹に入れておけばいいと思っていたのが、今では全然違います。『休みの日は、何をつくって食べようかなあ』と思うだけでワクワクしてくる」とヨウスケさんは言っていました。

　また料理教室でできた新たな人間関係も、ヨウスケさんにとっては新鮮でした。

「馬鹿にするとかされるとか、自分が上か下かとか、そういうことをまったく気にせずに、人と接したりしゃべったりするのはこんなに楽しいことだったのかということを知りました」とのことでした。

　さらにヨウスケさんが料理をつくって家族に食べさせるということが、家族関係をじわじわとよい方向に変えていきました（家族関係の変化については後述します）。

観光、読書もおもしろい

勉強熱心なヨウスケさんはこれまでも頻繁に学会に参加して、知識を吸収したり、ときには発表したりしていたのですが、せっかくの地方での学会でも観光などいっさいせずにとんぼ返りしていました。しかしニューヨウスケさんは「せっかく来たんだからいろいろ観て回ろうよ。その土地の美味しいものを食べてみようよ」と誘ってきます。

そういうわけで学会で地方に行った際は、ニューヨウスケさんの気のおもむくままに観光をすることになりました。そして各所で撮った名所や食べ物の写真をセッションでうれしそうに私に見せてくれるようになりました。そういうときのヨウスケさんは、母親に「ねえ、見て見て！」と甘えるような感じで、実に可愛らしかったです。

また、これまでヨウスケさんが読むものといったら、専門書、学会誌など仕事や研究関係のものに限られていました。娯楽のために文字を読むなどということはしたことがなかったのです。そこでニューヨウスケさんは読書にもチャレンジすることにしましたが、何から手を付けたらよいのかさっぱりわかりませんでした。

ちなみに私（伊藤）はミステリー小説とか漫画が大好きです。そういうわけで私が最近読んだ、あるいはかつて読んだ「めちゃおもしろかった本」「めちゃおもしろかった漫画」を彼に紹介し、彼がそれを読んできて感想を語り合う、ということを行いました。予想以上に『ベルサイユのばら』にハマるなど，なかなかおもしろかったです。

ナナちゃんの墓参りが契機に

ヨウスケさんはあるとき意を決して，亡くなったいとこのナナちゃんの墓参りに出かけました。ヨウスケさんはナナちゃんに宛てた長い手紙を書き，その手紙と花を持参して，ナナちゃんの眠る墓地に出向き，お墓の前で声に出して手紙を読んできたのだそうです。手紙を読みながら涙があふれて仕方がなかったとヨウスケさんは言っていました。

この墓参りも一つの大きな転機となりました。どこか気持ちがひとつ吹っ切れて，「ナナちゃんのぶんまで，ぼくはぼくの人生を大事に生きる」と思えるようになったのだそうです。その後，ヨウスケさんはナナちゃんの命日に毎年墓参りに出向くようになりました。

医師として患者やスタッフに接する態度にも変化が出てきたようです。スキーマワークを始めたころから，常連（？）の患者さんたちからは，「先生，最近雰囲気が変わりましたね」「先生，なんだか最近少し優しくなりました？」などと声をかけられるようになったのです。またナースや医療事務スタッフからも，飲み会の席などで，「先生，何か前と違いますね」「何かあったんですか？」などと言われるようにもなりました。

そういうときは「そうかなあ」と苦笑してみせるにとどめるそうですが，内心では「きっと前のぼくはよほどオレ様だったんだろうな。ごめんよ」と謝るのだそうです。患者にもスタッフにも今は「対等な人間同士として関わる」感覚があり、そうすると「人と出会う喜び」のようなものを感じるのだそうです。両親に押し付けられた「医師」という職業ですが、今はかけがえのない大切な生業だと思えるとのことでした。

親族とは距離を置く

一方ヨウスケさんは、両親やきょうだい（兄と妹）、また親族とは距離を置くようになりました。

これまでは彼ら・彼女らに「馬鹿にされないよう」「少しでも評価されるよう」必死で生きてきたヨウスケさんですが、早期不適応的スキーマを手放しハッピースキーマを手に入れることで、そしてニューヨウスケさんとして生まれ変わるなかで、「そんなことはどうでもいい」「自分にとってもっと価値のあることを大事にしたい」と思うようになりました。

ヨウスケさんを生きづらくさせたスキーマの製造元は家族と親族です。そういう意味ではヨウスケさんは彼ら彼女らを恨みましたが、医師として充実した職業人生を送れているのは彼ら彼女らのおかげでもあります。そういうわけで「恨めばキリがないが、もうどうでもいいと思うことにした」とヨウスケさんなりにケリをつけたのだそうです。

したがって家族や親族とは盆暮れ正月や冠婚葬祭時に「距離を置いて適当につきあう」ことにし、実際にそうするほうが気が楽であることを実感するようになりました。

妻とも近くなり離婚話も消滅したが……

妻子とはどうなったでしょうか。実はスキーマ療法が続いているあいだ、一年に一度ほど、ヨウスケさん抜きで妻とのセッションを行っていました。これは妻からの要望でもあり、ヨウスケさんからの「スキーマ療法の進行を妻に伝えてほしい」という要望でもありました。

妻はヨウスケさんの変化に最初かなり懐疑的でしたが（これまでの経緯を思うとそれは当然です）、一年、二年、三年と経つうちに、どうやら彼の変化は本物らしい、ということが徐々に伝わっていったようです。私がヨウスケさんのスキーマ療法の進行について説明をすると、そのつど「ああ、そういうことだったんですね。だとすると夫の変化についても理解できます」と納得していました。

ニューヨウスケさんが活躍し、家族に料理をつくるようになった後に、私は一度妻に会いましたが、そのときは「あれほど横暴だった夫が、こんなふうに変わるなんて、想像もできませんでした」と言って涙ぐみつつ、「でも先生がおっしゃるとおり、これが本来の彼の姿だったのかもしれません。だから私は彼と結婚したのかもしれません」とも言っていました。「今の彼とだったら家族として一緒にやっていけると思う」とのことで、離婚の話も「なし」になりました。

ただし息子たちとは、夫婦関係ほどは劇的に変化することはなく、ぎくしゃくした関係が続いているとのことです。

「息子たちが小さかったときにいい父親でなかったから、それも当然だと思う。長い時間をかけてぼくたちなりの関係を築ければそれでいいと思う」

ヨウスケさんはそう言いました。

＊

以上がスキーマ療法を通じてのヨウスケさんの変化です。

こうやってまとめてみると劇的かつ急激にヨウスケさんが変化したように思われるかもしれません。たしかにこれは劇的な変化ではあるのですが、実際には時間をかけてじわじわといろいろな変化が起き、後から振り返ってみるとこんなに変化していた、「気づいたらあら不思議！いろいろ変わっていたね！」という感じです。

ですからヨウスケさんにも私にも「劇的な変化」という実感はさほどありませんでした。ほかの多くのケースにおいても、スキーマ療法による変化はこんな感じです。

…ヨウスケさんの回復とフォローアップ

背中に感謝しなければ

そういうわけで背中の痛みを訴えて来所したヨウスケさんとのカウンセリングは、スキーマ療法を開始するまでに約一年半、スキーマ療法を開始してからさらに約二年半、トータルで四年ほどかけて終結となりました。

最後のセッションでこれまでの経過を一緒に振り返りました。

「最初にここに来たとき、自分がこんなふうに変わるなんてまったく想像していませんでした。とにかく背中の痛みをなんとかしてほしかっただけですから。でも、今思えば、背中の痛みがぼくをここに連れてきてくれて、スキーマ療法に出会わせてくれたのですから、ぼくの背中に感謝しなければいけませんね」

そう語るヨウスケさんは、ニューヨウスケさんそのもので、表情も口調も非常におだやかでした。

年二～三回は里帰りに

ちなみに「終結」といえどもヨウスケさんとしては、こう言いました。

「あのままだったらいつ妻に離婚されてもおかしくなかった。今は夫婦関係が変わってきたとは思うけれども、自分一人だけだといつ自分がオレ様に戻ってしまうか怖いし、ニューヨウスケでいつづける自信がないので、ときどきここに通ってもいいですか？」

ヨウスケさんの心配はもっともです。スキーマはとてもしぶといですから。

そこで終結後も、「フォローアップ」という設定で、年に二～三回、里帰りのような感覚で通ってきてもらい、ヨウスケさんがニューヨウスケさんでいつづけられているかどうかを一緒に確認しています。

幸い終結後今に至るまで、ヨウスケさんはオレ様に戻ることはなく、ニューヨウスケさんとして充実した生活を送ることができています。

第3章

慢性的な生きづらさを持つワカバさん

効果はあるけど時間がかかる？

ヨウスケさんの事例をお読みになって、読者の皆様はどのように感じているでしょうか？マインドフルネスがいかに役に立つか、スキーマ療法がいかに効果的か、ということが伝わったでしょうか？

伝わったとしても、特にスキーマ療法については「こんなに大変なのか」「こんなに時間がかかるのか」と感じている方が多いのではないかと思います。たしかに、ものすごく大きな心の傷つきを抱え、人とまったくつながれない、生きていくだけで精いっぱいという人にスキーマ療法を行う場合は、時間と労力がものすごくかかります。

言い換えると、そのような人とのスキーマ療法には時間や労力をものすごくかける必要があります。生き方レベル、スキーマレベルで人が変化するには、それなりのパワーが必要だからです。

一方で、そこまでメタメタに傷ついてはいないけれども何だか生きづらい、何だか自分の人生を十分に生き切っている気がしない、という人も少なくないでしょう。そのような人にとっても、これまでの生き方を振り返ったり、自分の抱える生きづらさの正体を理解したり、今後の生き方の指針を打ち立てたりするにあたって、スキーマ療法は役に立ちます。

時間をかけなくても人生に役立てられる

実際、私自身がそうでした。

スキーマ療法に出会ったのは、ちょうど私が四〇歳になるかならないかのころで、不惑であるはずの年齢なのに、今後の生き方についても仕事の仕方についても迷いに迷っていました。スキーマ療法に出会い、まずは自分でやってみようと思って二年ほどかけてセルフで取り組んだのですが、そのおかげでこれまでの生き方を振り返り、今後の生き方の指針をつくり上げることができ、そのことによって、スキーマ療法の効果を自分の身を持って実感できたのです。そこでもっと本格的にスキーマ療法を学んでみようと決意したのでした。

そういうわけで本書の最終章では、ヨウスケさんとは違って大きな心の傷つきを抱えているわけではないけれども、「何か生きづらい」「このままでいいのか」と、生き方レベルで「もやもや」しているワカバさんという女性に登場してもらい、彼女がスキーマ療法を通じて生き方レベルで自己理解を深め、生きづらさを解消していったプロセスをご紹介します。

ヨウスケさんほどうんと時間をかけなくても、マインドフルネスとスキーマ療法を人生に役立てられるということを、このケースを通じてお示しできれば幸いです。

1 ワカバさんとの出会い

真面目な同業者

スーパービジョンの枠組みでCBTを体験してもらう

ワカバさんは私と同業の臨床心理士で、「スーパービジョンを受けたい」と言って来所しました。スーパービジョンとは、「臨床の指導」のようなもので、経験のある臨床家が後進の臨床的な知識やスキルを訓練するシステムのことです。

ワカバさんはずっと「来談者中心療法」というカウンセリングのやり方を身につけ、実践していますが、現場で認知行動療法（ＣＢＴ）を依頼されることが増え、ＣＢＴを身につけてクライアントに提供できるようになりたいとのことで、スーパービジョンを希望して私のところに来てくれたのです。

　セラピストがＣＢＴをクライアントに提供する際の大原則は、「人に提供するなら、まずはＣＢＴを使ってセルフケアができるようになるべし」です。ＣＢＴはストレスと上手につきあうためのセルフケアの手法です。となれば、ＣＢＴを提供するセラピストは、まずはＣＢＴを使って自らのケアができるようになっておく必要があります。

　そのことを私がワカバさんに伝えると、「ではまずは私が先生からＣＢＴを受けて、ＣＢＴがどういうものかを体験してみたい」との要望を出してくれました。そういうわけで私たちは「スーパービジョン」という枠組みのなかで、ワカバさんにＣＢＴを体験し、習得してもらうことにしました。

…インテーク面接の内容

　そこでまずはインテーク面接を行って、ワカバさんの生活歴と家族歴、現在の生活状況、そして主訴を聴取しました。それをまとめてみます。

［**プロフィール**］
・ワカバさん。女性。四〇歳。

［生活歴］

・首都圏にて出生、成育。
・会社員の父、専業主婦の母、三歳下の弟、五歳下の妹の五人家族に育つ。
・父親は典型的な仕事人間で、朝早くに家を出て、夜遅くに帰宅。土日も仕事で外出することが多かったが、それが当たり前だと思っていた。日曜日や夏休みなどに一緒に遊んでもらったこともある。ふだんは無口だがそういうときは優しかった。
・母親は不満が多い人。父親に対して、近所の人に対して、親戚に対して、子どもたちに対して常に不満を持っており、ワカバさんは常に母親の不満の「聞き役」だった。それが当たり前だと思っていたので特に不満はなかった。
・ワカバさん自身は、素直で真面目な子で、順調に育った。小学校、中学校、高校ともに地元の公立校で、成績は良好、友達づきあいも良好で学校はとても楽しかった。部活はテニス部でそれもとても楽しかった。
・幼少期から母親に「女性は手に職を持つことが必要」と言われており、いろいろ検討した結果、「臨床心理士になろう」と思い、某私立大学の心理学科に進学し、そのまま大学院（修士課程）を経て、臨床心理士の資格を取った。
・大学院修了後は、精神科クリニック、スクールカウンセラー、企業や自治体での心理相談、専門学校の講師など、臨床心理士の資格を活かしていろいろな現場で仕事をし、今に至る。

［家族歴］

・三〇歳時に地元のテニスサークルで知り合った男性と結婚し、今に至る。夫は会社員。子どもはいない。
・弟は結婚し、子どもが二人いるが、現在仕事の都合で米国在住。二年に一度ほど帰国する。妹も結婚し、やはり子どもが二人いる。妹は専業主婦。夫の仕事の都合で九州在住。盆暮れ正月には帰省する。きょうだいの仲はよい。妹とはスカイプでよく話をする。
・父親は五年前に他界し、母親が実家に一人で住んでいる。母親は年金とワカバさんの仕送りで生活している。この数年間で母親はいくつか大病をし、現在病院通いが中心の毎日。きょうだいが二人とも遠くに住んでいるため、母親は何かあるとワカバさんを頼ってくる。

［生活状況］

・夫と二人暮らし。夫婦関係は良好。お互いに何でも話し、相談し合う。
・仕事……臨床心理士。二三歳で資格を取って以来、一五年以上心理士として仕事をしてきている。現在は、精神科クリニック、スクールカウンセラー、民間カウンセリング機関、企業の相談室にそれぞれ非常勤で勤めている。週に六日働いており、かなり忙しい。
・経済状況……共働きで子どももいないので特に問題ない。ただし仕事がすべて非常勤なので「何かあったら」と思うと若干心配。
・人づきあい……友人は多いほう。ただ皆、忙しいので、頻繁に会うというより、メールやフェイスブックで連絡をとり合っている。職場の人間関係も良好。

・生活習慣と健康状態……わりと規則正しい生活を送っているが、夜更かししがち。食事はきちんと取れている。生理も順調。持病は特にないが、ときどき頭痛がする。最近疲れやすい。というかいつも疲労感があるかもしれない。アルコールは飲み会など機会があるときだけ。コーヒーをよく飲む。

・趣味……テニス、旅行、読書(ただし時間がないのでめったにテニスや旅行はできない)。

［**主訴**］

・CBTを身につけてセルフケアができるようになりたい。ひいては自分の臨床でクライアントにCBTを提供できるようになりたい。

きちんとしすぎていて隙がない?

私のワカバさんに対する第一印象は、「ずいぶんきちんとした人だなあ」というものでした。もう少し正確に言うと「きちんとしすぎて隙がない」という感じでしょうか。

もちろん「きちんとしている」というのはたいへん素晴らしいことではあるのですが、あまりにもきちんとしすぎていて、一緒にいると私のほうがなんだか息苦しくなるような感覚を覚えたのです。

おそらくどの職場でもきっちりと誠実に仕事をしており、非常に重宝されているのでしょう。

そしてこんなにも忙しいのに、「ＣＢＴを身につけたい」ということで、スーパービジョンを新たに開始するという決断に対しても、「素晴らしいなあ」と素直に感じる一方で、「こうやって自分をますます忙しくするんだなあ」という思いを抱いてしまったのも事実です。

ともあれ、このようにしてワカバさんとのＣＢＴが開始されました。

2 セルフモニタリングによって見えてきたこと

睡眠、頭痛、疲労感を毎日記録する

ホームワークもきっちりこなすワカバさん

「セルフケアのためにＣＢＴを身につけたい」ということがワカバさんの主訴でしたが、何か指標になるものがあるとよいということで、私たちは彼女の「睡眠」「頭痛」「疲労感」をそのターゲットにすることにしました。

インテーク面接の情報にもあったように、ワカバさんはおおむね健康でしたが、夜更かししやすいこと、ときおり頭痛がすること、慢性的な疲労感があることが挙げられており、せっかくならＣＢＴを通じてそれらが改善するとよいと思われたからです。

そこで毎回のホームワークとして，生活記録表（毎日の活動や体調・気分を表に記入する課題）を作成し，そこに睡眠や頭痛（０～１００％で評価），疲労感（０～１００％で評価）についての情報も記録してきてもらうことにしました。

それを毎回持参してもらい，共有し，夜更かししたときや疲労度や頭痛が高まったときについて，ＣＢＴの基本モデルに沿って整理していきました。また同時に自動思考についてもお伝えし，日々，頭にわき上がる自動思考を観察し，一日につき数個の自動思考を記録してきてもらいました。

ワカバさんはＣＢＴの専門家ではありませんがさすが同業者，臨床心理学の専門家だけあって，ＣＢＴのモデルや自動思考についてはまたたく間に理解し，毎回のホームワークもきっちりとこなしてきてくれました。そこからわかったことを以下にまとめます。

ホームワークからわかったこと

■実はけっこう慢性的に疲れている。日によっては朝から疲れていることもある。特にクリニックや企業でのケースが立てつづいていたり，スクールカウンセリングの仕事が詰まっていたりすると，仕事中から疲労度が増し，仕事が終わるとぐったりしていることが多い。

■仕事が終わって帰宅しても，のんびりすることはほとんどない。いつも「……をしなくちゃ」

「次にすべきことは？」と用事を探し、何かしている（家事や課題やその他）。

■頭のなかがいつも忙しい。上記のとおり「……しなきゃ」「今のうちに……しておいたほうがいい」「……をやっておけば後が楽だ」といった自動思考が常に頭のなかを駆けめぐっている。

■さらにそのような忙しい自動思考に突き動かされて行動するので、リラックスする暇がない。

■いつも他人の心配をしている。特に担当しているクライアント、学校の生徒や保護者、学校の教員たち、クリニックや企業の同僚や上司、夫のこと、母親や妹のこと、妹の子どもたちのこと、夫の家族のことについて常に心配し、「大丈夫かな？」「……してあげなきゃ」「今度は……してあげよう」と考えつづけている。

■特に母親に対する心配は常に自動思考として出つづけている。「今ごろどうしているかな？」「熱は下がったかな？」「足が痛いって言っていたけれど大丈夫かな？」。実際に忙しい合間を縫ってメールを出したり電話をしたり。少しでも時間がとれると実家に寄って家の用事をしたり、食事に連れ出したりして母親と一緒に過ごす時間をつくっている。

■母親から携帯電話に着信があったり、メールが届いたりすると、その瞬間に「何があったの？」「何か大変なことが起きたの？」という自動思考が生じて胸がドキドキする。一方、自分から電話をして留守電になっていたり、メールの返事が数時間たっても戻ってこないと、同様に「何かあった？」「もしかして家で倒れている？」などと猛烈に心配になる。こんなふうにとにかくいつも母親のことを心配している。

■九州に住む妹は育児ノイローゼ気味でしょっちゅうスカイプで話をしているが、これも夜更かしの原因。妹は子どもたちを寝かしつけた後にワカバさんと話をしたがるのでそれに応じている。けっこう夜遅くまで話し込む（というか妹の話を聞いてやる）ことがあり、妹は昼寝ができるがワカバさんはできず。それも睡眠不足の原因となっている。

■何か頼まれるとじっくり考えることなく「いいですよ」「私がやります」と言って引き受けている。誰かの役に立てることはうれしいが、頼まれごとに対してかなりの時間を割いていることがわかった。たとえば他人から頼まれた調べ物を夜中にやって、寝る時間が遅くなるなど。

■手抜きをしているつもりだった家事にもかなりの時間を使っている。家事は夫と分担するはずだったが、気づくと自分のほうが多く時間を割いている。毎晩、翌日の食事の下ごしらえをするのだが、それが夜更かしや疲労感の原因でもあることが判明。

■寸暇を惜しむかのように勉強するか仕事関連の作業をするかしている。電車のなか、カフェ、仕事の空き時間、夜寝る前など。

■睡眠不足（五時間以下）が数日続くと頭痛が出やすい。頭痛が出ると仕事に響くので（集中力が低下する）、すぐに市販の鎮痛剤を服用してしまう。記録をとってみると、多い週では三〇錠以上も服用しているときがある。

…ワカバさんからのリクエスト

なんて優秀なワカバさん！

セッションの頻度は一か月に一回という細々としたものでしたが*、自分の体験（自動思考、気分・感情、身体反応、行動）を紙に書き出して外在化するというＣＢＴ特有のワークが、ワカバさんにとっては新鮮だったようです。

「こうやって外在化すると自分でも振り返ることができるし、いろいろなことに気づけるし、いいことがたくさんあるんですね」としきりに感心していました。実際、生活や自動思考の記録をとるだけで、そしてＣＢＴのモデルで整理をするだけで、右に挙げたさまざまな「発見」が得られたわけですから。

ワカバさんの場合、ヨウスケさんとは異なり、あくまで「セラピストとしてＣＢＴを身につけたい」というのが主目的ですので、ある程度の気づきが得られたら、その後の技法（ＣＢＴには「認知再構成法」「問題解決法」などさまざまな技法があります）については、ここで私と一緒に取り組むのではなく、本を紹介してワカバさん自身にそれらの本を読みながら実践してもらい、その報告をセッションで共有することにしました。

そういうわけでセルフモニタリングがしっかりとできるようになった時点で、私は三冊の自著（『ケアする人も楽になる認知行動療法入門』ＢＯＯＫ１＆ＢＯＯＫ２、『事例で学ぶ認知行動療法』）を紹介し、それを読みながら少しずつ技法を実践して身につける、ということをやってもらいました。

ワカバさんはとにかく非常に優秀で、本に記載されていたさまざまなＣＢＴの技法を実践し、

［＊］カウンセリングのセッションは一〜二週間に一回というケースが多いのですが、スーパービジョンの場合はだいたい月に一回ということが多いです。

それらの効果を実感できるようになっていきました。それに沿って、睡眠時間を確保したり、薬に頼らずに頭痛に対処したり、生活のなかにリラックスしたり楽しんだりする「ゆとりの時間」を取り入れたりすることができるようになりました。

マインドフルネスについても学びたい！

この時点でワカバさんとのスーパービジョンにおけるCBTは終結にできたのですが、ワカバさんからリクエストが一つ出されました。それは「マインドフルネスについて勉強したい」というものでした。

「マインドフルネスについては研修会に出たり本を読んだりして勉強はしているけれど、今ひとつ実感がわかないんです。紹介していただいた先生の三冊の本にもマインドフルネスについては触れられていませんでしたし。……なのでもう少しスーパービジョンでのCBTを続け、セッションのなかでマインドフルネスのワークをやっていただき、それを生活に取り入れ、最終的にはクライアントさんにきちんとしたものを提供できるようになりたいんです」

さすがです、ワカバさん。

そういうわけで数回のセッションを使ってマインドフルネスのワークを紹介し、それらをホームワークを通じてワカバさんの生活に定着させることにしました。

3 マインドフルネスのワークとそれによる気づき

…体験！　さまざまなエクササイズ

ワカバさんの要望は「できるだけたくさんのワークを体験したい」とのことでしたので、すでに本書でも紹介した、レーズン・エクササイズ（八三頁参照）、呼吸のマインドフルネス（一一三頁参照）、歩くマインドフルネス（一一六頁参照）、ボディスキャン（一一九頁参照）といったワークを紹介し、体験してもらいました。

もちろんCBTの基本モデルに沿って自らの体験をモニターし、マインドフルに受け止めるということも続けてもらいました。頭痛や疲労感に対してもマインドフルになってもらいました。

ワカバさんにはさらに、「葉っぱのエクササイズ」「シャボン玉のワーク」「感情や思いを壺に入れるワーク」「バーチャル味噌汁エクササイズ」「香りのマインドフルネス」も紹介し、体験してもらいました。

　これらについて次頁以降に示します。

葉っぱのエクササイズ

やり方

①川と葉っぱのイメージ

あなたは河原に一人でいて、体育座りをして、目の前の川の流れを見ています。その川はわりと川幅があって、流れもわりとゆったりとしています。そのゆったりとした川の流れに載って、緑の葉っぱが一枚、またしばらくして別の緑の葉っぱが一枚、さらにまた葉っぱが一枚……というように、葉っぱが流れています。

あなたは河原でぼんやりと川の流れと、流れては去っていく葉っぱを眺めています。このイメージを維持します。

②川と葉っぱのイメージを維持しつつ自動思考に注意を向ける

①のイメージを維持しながら、注意を少しだけ自分の認知に向けます。出てきた自動思考をキャッチして、その自動思考を、川を流れる葉っぱに載せます。また次に出てきた自動思考をキャッチして、それを葉っぱに載せます。イメージの形で自動思考が出

てきたら、そのイメージごと、葉っぱに載せます。

葉っぱは川の流れに沿って自然に流れていくので、あなた自身が葉っぱを流す必要はまったくありません。あなたのするべきことは、①のイメージ（川の流れと葉っぱのイメージ）を維持しながら、自動思考をキャッチして、それを葉っぱに載せつづけることです。

具体例

「ああ、川のイメージね。そうだなあ、小さいころよく遊んだ多摩川をイメージしようかなあ。ガス橋のあたりで羽田のほうに流れていく広めの多摩川にしよう。そして、葉っぱね、葉っぱが一枚、また一枚と流れていくのね。うん、できた、川と葉っぱのイメージはできた」

「そして自動思考ね……あ、出てきた、『多摩川、なつかしいなあ』……これを葉っぱに載っける……あ、載っかった……『小さいころ、ガス橋あたりで凧揚げしたなあ』……これも葉っぱに載っけるのね……はい、載っかった……あ、なんかイメージが出てきた、これはお兄ちゃんや近所の子たちと凧揚げをしている風景だ。このイメージも葉っぱに載っけるのね……はい、載っかった……『葉っぱのエクササイズ、けっこうおもしろいなあ』……これも葉っぱに載っける……『今日の夕ごはん、何食べようかなあ』……あ、変な自動思考が出てきた、これも葉っぱに載っけて……『あ、変な自動思考が出てきた』も自動思考だから、これも葉っぱに載っけて……」（以下省略）

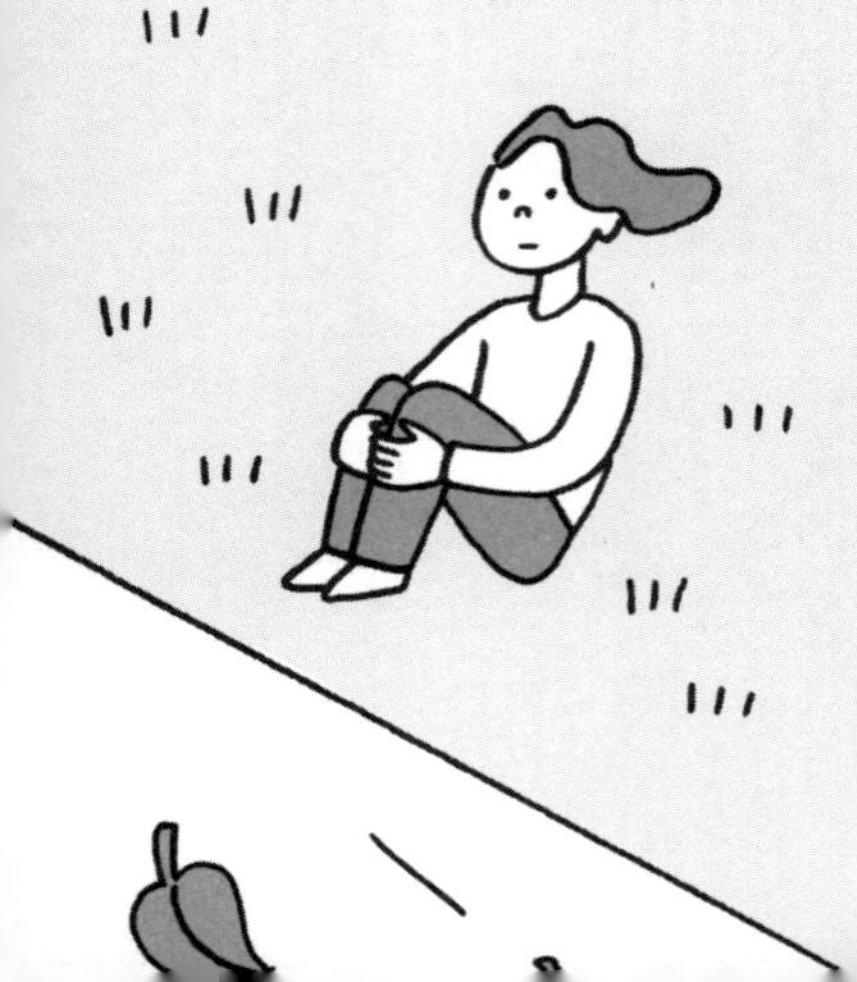

解説

これはとても有名なマインドフルネスのワークです。私もしょっちゅう自分で使いますし、研修やカウンセリングでも多くの方に取り組んでもらっています。このワークのコツは、①のイメージ（川の流れと葉っぱのイメージ）をひたすら維持することです。

イメージワークなので、ときに気づいたら自分まで川にじゃぶじゃぶ入ってしまっていたとか、気づいたら大量の葉っぱが溜まって川の流れがせき止められていた、ということも起こりえます。そうなっていることに気づいたら、気を取り直し、「自分は河原に座り、目の前にある川の流れと、その流れに載って一枚、また一枚と流れていく葉っぱを見ている」という最初の状態にとにかく戻ってください。そして自動思考を一つずつ、一枚の葉っぱに載せる、という作業を続けてください。

また、ときに「やってみたけれども、うまく葉っぱを流せませんでした」と報告してくれる人がいますが、葉っぱを流す必要はありません。葉っぱを流してくれるのは、川の自然な流れです。川の流れが勝手に葉っぱを流してくれるのです。

みなさんがするべきことは、「葉っぱを流す」ことではなく「自動思考を葉っぱに置く」ことだけです。そのことを忘れないようにしてくださいね。

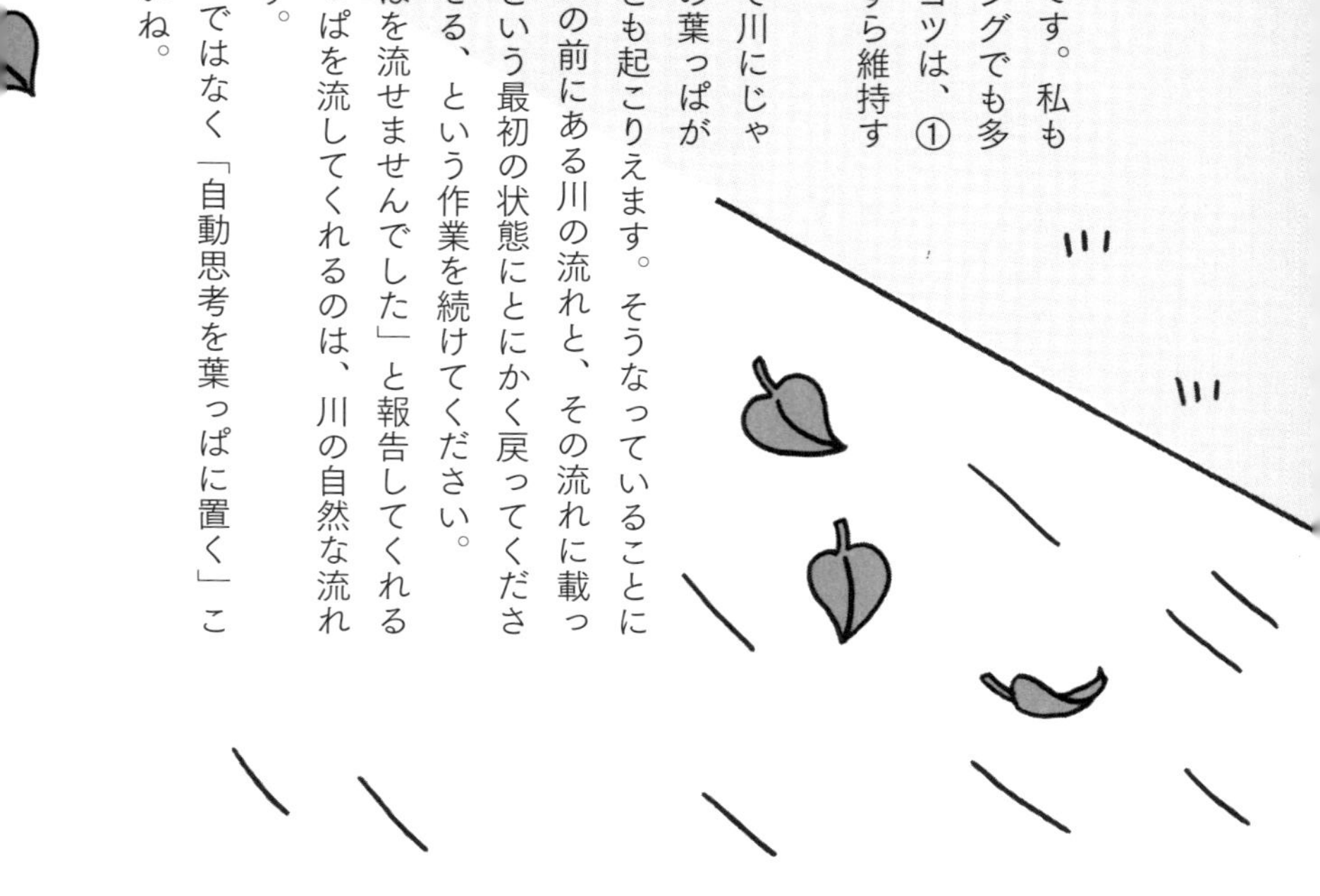

シャボン玉のワーク

やり方

感情に対するイメージワークです。ストローをフーッと吹いて、シャボン玉をつくります。シャボン玉はあなたの気分・感情そのものです。シャボン玉となった自分自身の気分や感情をそのまま眺め、味わいます。一つひとつのシャボン玉はそのうち消えてしまいます。それを見届けましょう。

具体例

「あー、私、今、ものすごく不安で心細い」……「そうだ、シャボン玉を吹いてみよう」……シャボン玉を吹くイメージ……「ああ、キラキラしたシャボン玉がたくさんだ！きれいだなあ」……「このシャボン玉たちは私自身の不安、そして心細さなんだ」……シャボン玉を眺めながら……「ああ、不安だなあ、心細いなあ」……シャボン玉を眺めながら……「そうだよね、今、私は不安で心細いんだよね」……しだいにシャボン玉が消えていくのを眺めながら……「ああ、シャボン玉が消えていく」……「私の不安や心細い気持ちはどうだろう」……「ああ、やっぱり不安だし心細いな」……「もう１回シャボン玉を吹いてみよう」……（以下省略）

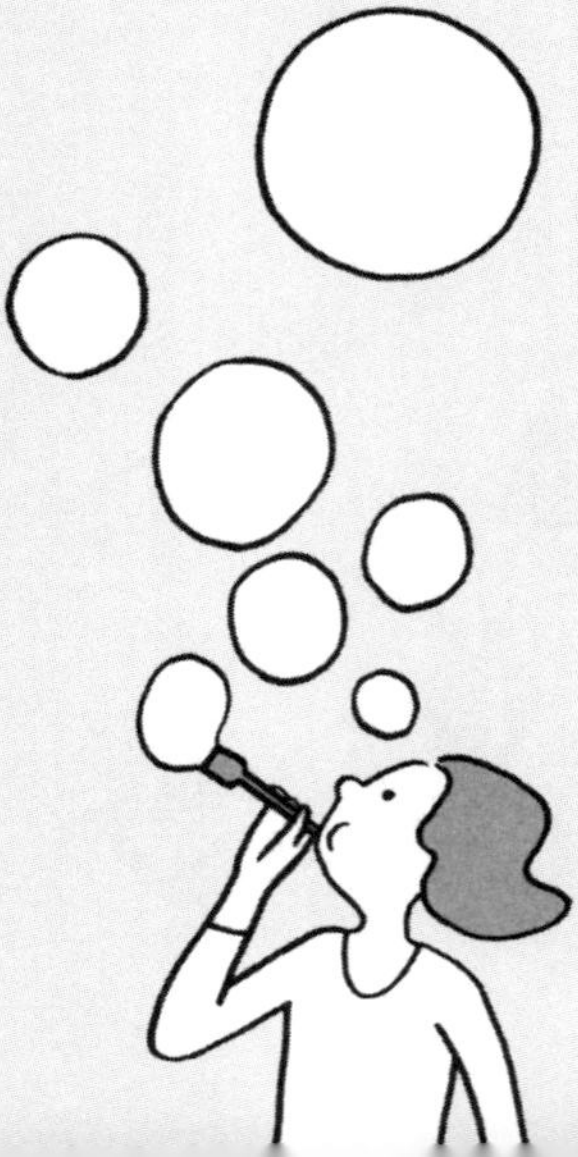

解説

気分・感情をシャボン玉の形でしっかり感じ、味わいながらも手放す。そんなことを目的としたマインドフルネスワークです。シャボン玉を吹くときは、実際に息を吐いてみるとよいでしょう。

感情や思いを壺に入れるワーク

やり方

お気に入りの壺を用意する（イメージでも、本物でも）。

あふれ出しそうな感情やさまざまな思いを壺に入れていく。壺に受け取ってもらう。

①イメージバージョン

お気に入りの壺のイメージをあらかじめつくっておく。色、形、大きさなど、ありありとイメージできるよう、具体的に決めておく。

気分・感情やさまざまな認知（自動思考やイメージ）が強まったり、あふれ出しそうになったりしたことに気づいたら、すかさずそれらの思いや感情を自分のなかで受け止めて、同時に壺のイメージを引っ張り出し、そのなかに思いや感情を流し込んでいく。

壺は心の片隅に置いておく。壺に流し込んだ思いや感情は、壺のなかにそのまま入っているので、ほとぼりが冷めたら覗きにいくこともできるし、後でそれらの思いや感情を壺から取り出すこともできる。

②本物の壺バージョン

本物の壺を手に入れるなり、空のペットボトルなどを加工するなどして、「自分の思いや感情をしまっておく」お気に入りの壺を用意し、身近なところに置いておく。あとはイメージバージョンと同じ。用意した壺のなかに、自らの思いや感情を流し入れていく。

具体例（イメージバージョン）

①壺のイメージ

「どんな壺がいいかな……たくさんしまっておけるよう、大きなものにしよう。大きくて、陶器の、どっしりとした壺にしよう。少しふくらみのある、円筒の壺。色は……そうだなあ、私の好きな色にしよう。だからオレンジ色。つやつやと表面が光っていて、見るだけでなんだか気持ちが温かくなるような、そういう壺。……けっこう気に入ったかも」

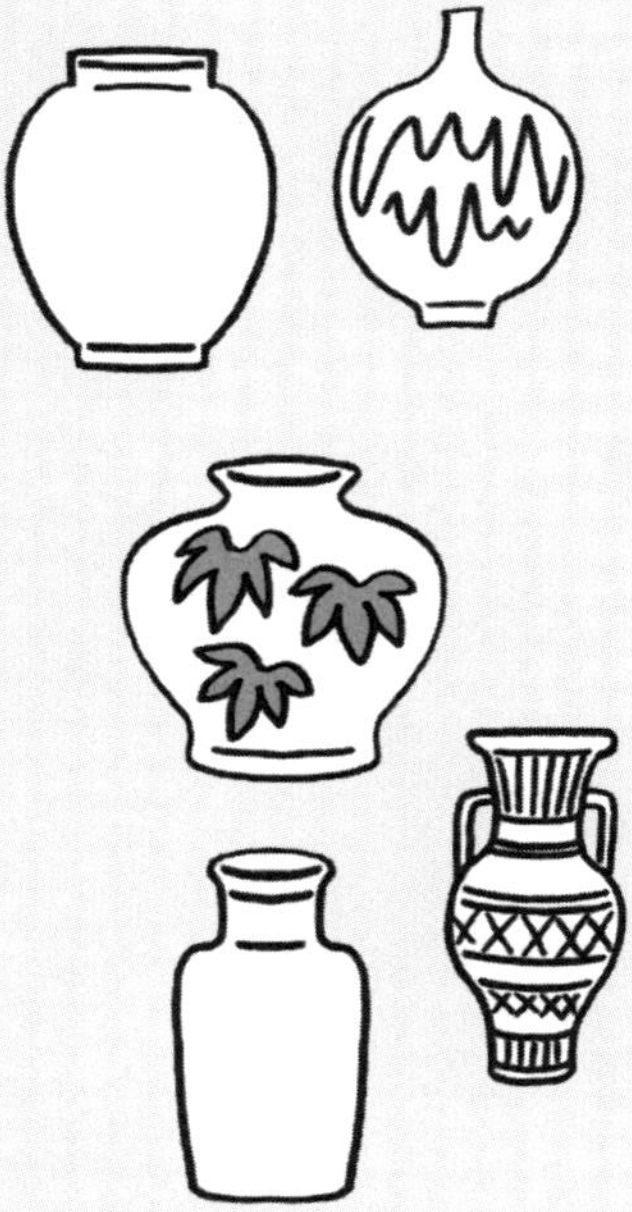

②感情や思いがわき出したら……

「ああ、亡くなったお母さんのことを思い出したら、涙が止まらなくなってきた。なんであのとき、私はお母さんにあんなひどいことを言っちゃったんだろう。なんでもっと優しくしてあげられなかったんだろう。悲しいなあ。さみしいなあ。お母さんに会いたいなあ」……「ああ、そうか、こういう思いが出てきたら壺に入れるんだったっけ」……オレンジ色の大きな壺のイメージ……「お母さんに対する思いといろいろな感情に圧倒されそうだ。それをこの壺に入れるんだったな」……自分の思いや感情を壺のなかにドドドッと流し込むイメージ……「ああ、いっぱいいっぱいなんだな、私」「いっぱいの思いが壺に入っていく」……「悲しみも後悔もさみしさも……あとなんで死んじゃったのよという思いも、それは怒りでもある……それらをすべて壺に入れておこう」……それらの思いや感情を壺に注ぎ込むイメージ……「あ、なんかすべて壺に入った気がする」……「私の思いがこの壺に入っているんだ」……（以下省略）

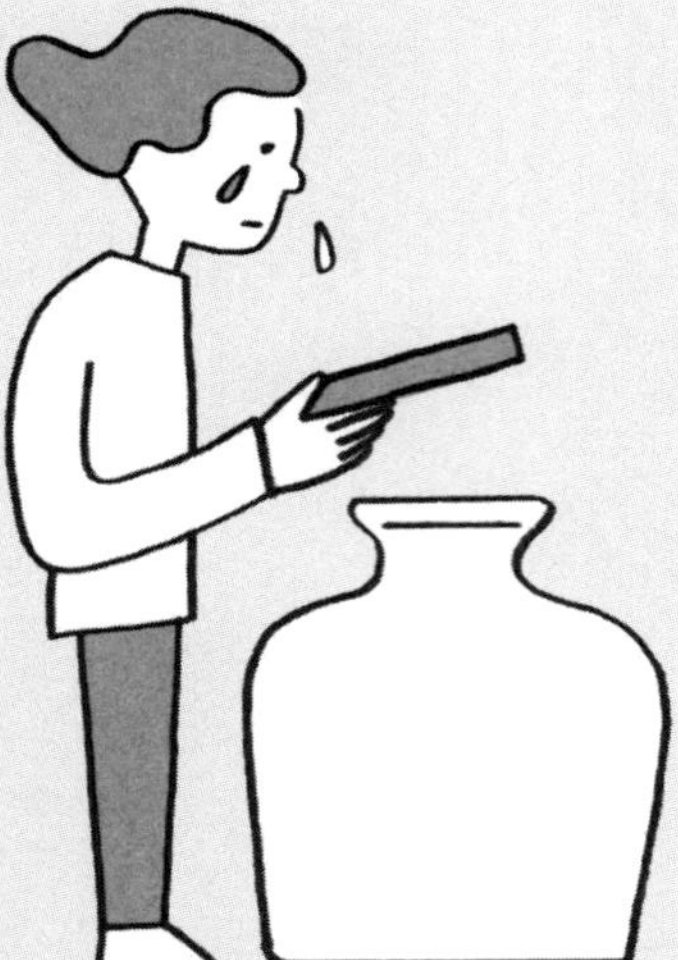

解説

認知（自動思考やイメージ）や気分・感情が強まったときに、それに気づきを向けたうえで、それらを消そう、なくそう、抑えよう、とするのではなく、マインドフルに感じつつ、「それらを壺という分身に置いておこう」「壺に預かっておいてもらおう」というワークです。

壺はただそれらの思いや感情を預かってくれているだけですから、あなたはいつでもそれらを壺のなかを見にいくことができますし、壺から取り出すこともできます。

バーチャル味噌汁エクササイズ

やり方

自分の好きな味噌汁を具体的にイメージします（例：具、出汁、味噌の種類、器、箸など）。
レーズン・エクササイズと同じ要領で、想像上の味噌汁をマインドフルに味わいます（本物の味噌汁を使ってエクササイズをしても構いません）。

具体例

「何の味噌汁にしようかなあ」……「なめこの味噌汁がいいかなあ」……「去年、温泉旅行に行ったときに出てきたなめこの味噌汁がめちゃくちゃおいしかったんだ」……そのときの味噌汁の様子をありありとイメージする（赤だし味噌、つるつるしたなめこの粒、小さな塗りのお椀、高級そうな塗り箸）……「よし、この味噌汁でやってみよう、あれおいしかったなあ」

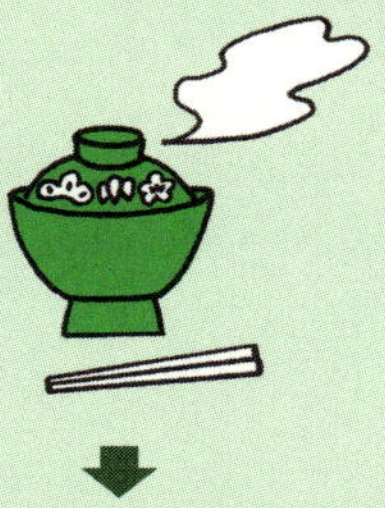

……目を閉じて蓋のついた赤塗りのお椀をイメージする……蓋を取るところをイメージする……「ああ、味噌汁から湯気が立ち上っている」「出汁のいい匂いがしてきた」……お椀を自分の手元に引き寄せるところをイメージする……「あ、お椀がちょうどいい温度だ。熱すぎないし、冷めてもいないし」……お椀のなかを覗き込むところをイメージする……「あ、なめこだ。つやつやしていて、まあるくて、小さくて、本当においしそう」……お椀を両手で持って鼻先に持ってくるところをイメージする……「うーん、赤だしのいい匂い……うーん、これでご飯が食べたいなあ」……うっとりする……「ああ、うっとりしてきた」

……お椀を口元に近づけ、まずは汁をすする……ズズズー……「ああ、おいしい、赤だしの味噌汁は、たまに食べると本当においしいな」「旅館の味噌汁って本当においしい」……汁がツーッと喉を通って、食道を通過していくのを感じる……「ああ、身体にしみわたる、温かい汁がしみわたる」

↓

……一度お椀をテーブルに置き、右手で箸を持って、左手でお椀を持つところをイメージする……「さて、なめこだ、なめこを食べよう」……ウキウキしてくるのを感じる……箸でなめこをつまもうとするところをイメージする……なめこがつるつるするので、なかなか取れないところをイメージする……「なめこって箸でつまむのが難しいんだよな」……結局箸でつまむのをあきらめ、お椀を口元に持っていき、箸を使ってなめこを１粒、口のなかに入れるところをイメージする……なめこのつるんとした表面の感触をまず楽しむ……「うわ、ちゅるちゅるしている、おいしい！」

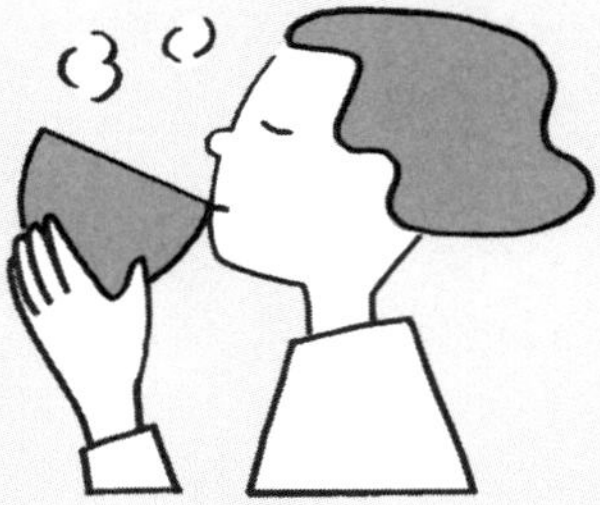

↓

……舌で感触をひとしきり味わったあと、口のなかでなめこを転がし、味わう……「おいしい！おいしい！おいしい！」……歯でなめこを噛むところをイメージする……なめこの弾力性や独特の味を、しみじみと味わう……（以下省略。味噌汁を飲みきるところまでイメージを続ける）

解説

レーズン・エクササイズは、すべての食べ物に応用できます。日本で暮らす私たちになじみの深い味噌汁にも応用できます。本物の味噌汁を使って、レーズン・エクササイズのように味噌汁をじっくり味わうことももちろんできますが（ただ、本物の味噌汁を最後までマインドフルに食べたら、途中で汁が冷め切ってしまいますね。時間がかかりますから）、味噌汁をバーチャルにイメージして、イメージのなかでマインドフルネスのエクサザイズをすることもできます。

せっかくのイメージワークです。いろいろな味噌汁を想定して、さまざまなワークをやってみましょう。小さいときに食べていた「お母さんの味」の味噌汁。ふだん家でつくって食べている、自分の好きな味噌汁。行きつけの定食屋さんでよく出てくる味噌汁。コンビニでたまに買って食べるインスタントの味噌汁。

具も、「豆腐とワカメ」とか「しじみ」とか馴染みのあるものから、「高級伊勢海老」とか「カニみそ入り」とか、ふだんあまり食べられないものをイメージするのも楽しいです。

また味噌汁ではなく、豚汁やけんちん汁などでもいいですし、ポタージュスープやオニオンスライススープなどに応用することもできますね。

香りのマインドフルネス

やり方

その名のとおりです。何か香りのするものを用意して（最初は自分の好きな香りがよいでしょう）、その香りをありのままに感じ、味わうワークです。

具体例

ラベンダーのアロマオイルが入ったボトルを用意する。ボトルの蓋を開け、鼻に近づけ、香りを鼻から吸い込む。その香りをありのままに感じ、自分のなかに出てきたさまざまな反応をキャッチし、それらをすべて堪能する。
「ああ､いい匂い！」……「あまーい香りだなあ」……「北海道のラベンダー畑のイメージが出てきた。いつかあそこに行ってみたいなあ」……「ああ、本当にいい匂い」……「全身の力が抜けてきた。リラックスするなあ」……

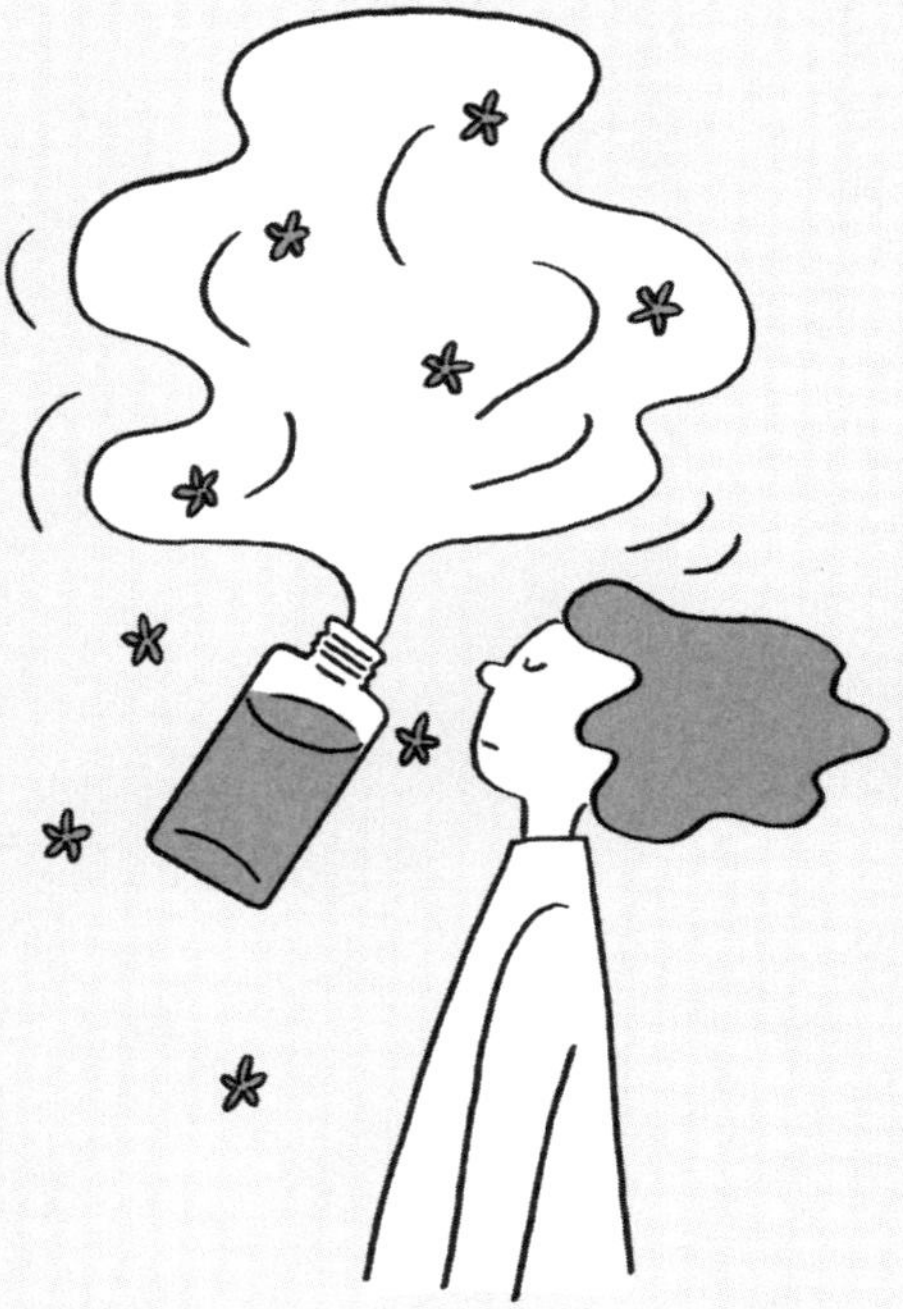

解説

香りは理屈抜きで身体に入ってくるので、身体感覚のマインドフルネスのワークが非常にしやすく、誰にでもお薦めできます。自分の好きな香りを用意して、それの匂いを嗅ぐときに、ちょっとだけマインドフルネスのことを意識してもらえればそれで十分です。

何の香りでも構いません。たとえば……アロマオイル、香水、コーヒー、紅茶、日本茶、その他さまざまなお茶、ワインやウイスキーなどのお酒、さまざまな食材や調理された食べ物、道端で咲いている花、お花屋さんで売っているお花、雑草、入浴剤や柔軟剤、洗剤やせっけん、シャンプーやコンディショナー、芳香剤、化粧品、その他何でも。

…しかしなぜ疲労感が抜けないのか？

楽しそうに取り組んで……

ワカバさんはたいへん熱心にそれぞれのワークに取り組み、生活のなかで実践してきてくれました。彼女が特に気に入ったのは、「感情や思いを壺に入れるワーク」「バーチャル味噌汁エクササイズ」「香りのマインドフルネス」でした。

壺のワークについては、スケッチブックにとてもエレガントな形をした水色の壺を描いてきてくれて、「この壺をイメージすると、感情や思いを大切にしまうことができる気がします」と言っていました。

バーチャル味噌汁エクササイズもとても気に入ってくれて、ワカバさんの好きなエスニック料理（タイ料理、ベトナム料理、インド料理など）に応用しながら（例：バーチャルトムヤムクン！）楽しんで取り組んでくれました。

さらに香りのマインドフルネスについても、アロマを生活に取り入れるだけでなく、「嫌いな食べ物をマインドフルに食べるのなら、嫌な匂いもマインドフルに受け止めないといけませんよね」と言って、さまざまな対象物の匂いを、いい匂いも嫌な匂いも含めて鼻から吸い込み「ふーん」と味わう、ということを積極的に行い、それをセッションで楽しそうに報告してくれました。

一つだけ問題が……

マインドフルネスのさまざまなワークをワカバさんが習得したところで、スーパービジョンにおけるCBTは終結になるのかな、と私たちは二人ともそのように考えていたのですが、一つだけ問題がありました。

頭痛や睡眠の問題はすっかり解消したのに、ワカバさんの「疲労感」だけは改善しないのです。改善しないどころか、モニターやマインドフルネスが上手になればなるほど疲労感が増していく、という奇妙な現象が生じていることに私たちは気づきました。

もちろんその疲労感に対してもワカバさんはマインドフルに受け止められるので、大問題になるわけではないのですが、それでもワカバさんは「自分のこの疲労感が気になる。これは何なんでしょう?」と疑問を抱いていました。

それはワカバさんの息苦しさでは!?

そこで私は、初対面から今にかけてずっとワカバさんから受けていた私自身の「印象」について彼女に伝えることにしました。

すなわち，ワカバさんはすばらしく「きちんと」しており，それが仕事でも生活でも十分に活かされているであろうこと，そして私とのCBTでも彼女の「きちんと」は十分に発揮され，だからこそマインドフルネスを含むCBTの数々の技法をきちんと習得できたのだろうということ，ただ一方で，ワカバさんがあまりにもきちんとしすぎているように感じてしまうこと，言い換えれば隙がなさすぎて息苦しさを感じてしまうことを正直に伝えました。

そして今きちんとCBTの諸技法やマインドフルネスを身につけようとがんばっていることが，かえって疲労感を増しているのではないかという仮説を伝えました。

「誤解しないでくださいね。ワカバさんがきちんとしていることやがんばっていることを批判したり責めたりしたいのではまったくありません。でもそんなにきちんとしていたら，息苦しくないのかなって。私の感じるこの息苦しさは，実はワカバさん自身の息苦しさではないのかなあって，そんなふうに思ってしまうんです」

長い沈黙の後で

ワカバさんはしばらく黙り込みました。めずらしく長い沈黙が続きます。私は「あー，余計なことを言っちゃったかな。変なことを言って彼女を傷つけてしまったとしたら申し訳ない」と内心あせりました。しかしその後彼女はこう言いました。

「先生、実際に私、人から『隙がない』って言われることがときどきあるんです。でも何を言われているか私にはわからなくて。だって私には欠点がたくさんあるし、うまくいかないことだってたくさんあるから。だから実際には隙だらけの人間なんです。なのにそう言われちゃうから、よくわからなくて。ただそう言われるたびに、『この人は私を実際以上によく見てくれているんだろう』『この人は私のことを本当はよく知らないのだろう』と思うようにしてきたんです。でも、今、先生にまったく同じことを言われてしまいました。先生は私を知らない人ではありません。ここで何度もセッションをご一緒し、ありのままの私を見てもらってきた先生です。そして先生はカウンセリングのプロですよね。私よりキャリアも長いし。その先生に『隙がなさすぎて息苦しそう』と言われたら、それには何かあるのだろうと思わざるを得ません」

私は驚きました。なんと隙のないきちんとした回答でしょう！

そこで私は尋ねました。

「今のワカバさんのご回答は、誰のためのものですか？」

するとワカバさんはハッとしたような表情を浮かべました。そして言いにくそうに、こう答えてくれました。

「先生のためでした。どう答えると先生に納得してもらえるのかなあって」

ワカバさんのスーパービジョンのセッションは一〇〇パーセント「ワカバさんのため」のものです。ワカバさんのニーズを満たすために使うべき大切な時間です。ワカバさんはそのために自分のお金を支払っているのです。しかもこのやりとりは、今後のスーパービジョンの進め方を決めるにあたって非常に重要なやりとりになるはずでした。

そのような状況であるにもかかわらず、ワカバさんはワカバさん自身のためではなく、他人である私（伊藤）のために自分の発言をこしらえたのです。

私たちはこの「現象」を共有しました。そしてこれはワカバさんにとって非常に重要な現象であるはずなので、ホームワークでよくよく考えてきてほしいと依頼しました。

すべては相手のためだった

次のセッションの冒頭で、ワカバさんは「気づいたことがあるのでそれを報告したい」と言い、自分の自動思考の奥底には「……しなきゃ……に悪い」「……に悪いから……しておかなきゃ」といった思いがあるということを話してくれました。

具体的には、たとえば私とのスーパービジョンで取り組んだＣＢＴのさまざまなワークについては、「ちゃんと取り組まなきゃ先生に悪い」「先生に悪いからすべてのワークをきちんとやらなきゃ」という思いがあったのだそうです。

もちろん自分のためにＣＢＴのスキルを身につけたいという思いは確実にあるし、それは嘘ではないのだけれども、心の奥のほうの「本当の気持ち」は、自分のためではなく「相手のため」「人のため」という思いが圧倒的に強いのだそうです。

そしてその感覚は物心ついたときからずっと当たり前のようにワカバさんのなかにあり、それがあまりにも当たり前すぎてこれまで気づくこともなかった、ということに気がついたということでした。ワカバさんの直感としては、この「相手のため」という感覚と、いつまでたっても抜けない疲労感は関係しているのではないか、ということでした。

「直感としか言いようがないのですが、でもそう考えるとすごく腑に落ちる感じがするんです。『相手のため』と思ってがんばって生きてきたことと、何年も続くこの何ともいえない疲労感って、どう考えても関係していると思うんです」

そうワカバさんは言います。口調はとても真剣です。

スキーマ療法を引き受けてください！

ワカバさんはさらに言います。

「先生、これって結局はスキーマですよね。私はここにCBTを学びに来たのであって、自分がスキーマ療法を学ぶのはまだまだ先だと思っていたのですが、ここに来て自分のスキーマの問題らしきものにぶち当たってしまいました。せっかくの機会なので、自分のスキーマについても引き続きここで先生と一緒にやっていきたいんです。それは誰のためでもありません。それこそ〝私自身のため〟なんです。先生、私のスキーマ療法を引き受けていただけますか」「相手のため」「人のため」に生きてきたであろうワカバさんが、「自分のために」と真剣に頼んできたスキーマ療法を私が断るはずがありません。

しかし月に一度のスーパービジョンのセッションで本格的なスキーマ療法を始めてしまうと、あまりにも長い年月がかかってしまうので、ここでもワカバさんには私が翻訳したり執筆したりしたスキーマ療法の本を〝参考書〟として読んでもらい、ホームワークとしてワカバさん自身にスキーマ分析やスキーマワークを実施してきてもらうことにし、セッションはその報告の場にすることにしました。

自分が自分を再養育するイメージで

ヨウスケさんのように心の土台が相当傷んでいる人の場合、スキーマ療法については時間をかけてでもセッションで一緒に取り組む必要があります（そうじゃないと危険です）。しかしワカバさんのような、ある程度心の健康度の高い大人であれば、こういうやり方（本を使ってクライアントに主体的に取り組んでもらい、セッションはその報告や共有の場とする）も可能です。そしてこのようなやり方であれば、莫大なセッション数や時間を費やさずに、スキーマ療法を進めていくことができます。

そういうわけで、ワカバさんには、ヤング先生の『スキーマ療法』と、私の書いた『スキーマ療法入門』を購入してもらい、ワカバさんのペースでスキーマ療法に取り組み、セッションでその報告をしてもらうということにしました。

治療的再養育法についても、セラピストである私がワカバさんのママやパパになるのではなく、ワカバさんのなかにある「健全な大人の部分」（すなわち《ヘルシーな大人モード》）を使って、ワカバさん自身がワカバさんに対して再養育を行うというイメージで進めていくことにしました。

4 「生きづらさ」への気づきとスキーマ分析

ワカバさんが語ってくれたこと

ワカバさんは私の紹介した本をさっそく熟読し、自らのスキーマについて気づきを深め、日々モニターし、スキーマに関する過去体験を想起し、モードについても考察を深めていき、毎回のセッションでそれらについて語ってくれました。私はひたすら「聞き役」に徹しました。以下にワカバさんが語ってくれたことをまとめてみます。

どういうときに「悪い」と思ってしまうのか

ワカバさんは日々の生活のなかであまりにもしょっちゅう「○○に悪い」「悪いから○○しなきゃ」「悪いから○○しちゃいけない」といった思いが生じることに驚愕しました。たとえば……

■道を歩いているときに向こうから人が来て、その人とすれ違うとき、ワカバさんは「ぶつかったら悪い」と思って瞬時によける。必ずよける。

■デパ地下で試食をする。すると実はそんなに欲しくなくても「買わないと悪いから」と思って試食した食品を購入してしまう。

■職場でインクがなくなりそうなボールペンを見つけると、「他の人が使っている最中にインクが切れたら悪いから」と思って、インクが切れるまで自分がそのボールペンを使いつづける。

■トイレに行ってトイレットペーパーがもう少しでなくなりそうになると、「次に入った人に悪いから」と思って、無理に全部使い切って新たなペーパーをセットする。

■スーパービジョンのセッションで使う資料のコピーを、私（伊藤）のオフィスの受付スタッフに頼むのは「悪いから」、自腹を切ってコンビニでコピーする。

■カフェで注文した品と違ったものが出てきたとき、「つくり直してもらうのは悪いから」と思って、何も言わずに間違って出てきたメニューをそのまま食べる。

■職場には事務作業をしてくれるスタッフがいるにもかかわらず、事務作業をお願いすることに「悪い」と感じてしまい、自分でやってしまうことが多い。何かを頼むこと自体に「悪い」と感じてしまうので、頼みごとができない。

■有給休暇を取ることも「悪い」と感じてしまうので、なかなか申請することができない。

人生の節目節目でも「悪い悪い」と

ワカバさんは自分がいちいち相手に「悪い」と思って生きていることに、心底驚いてしまいました。一事が万事、こんな感じなのです。

「私、前世でよほど悪いことをしたんでしょうか？　なんでこんなにも周囲の人びとに『悪い』と思って生きているんでしょう？」と本当に不思議そうに言っていました。

さらにこれまでの人生の節目節目を振り返ってみると、そこにも「悪い」という思いがつきまとっていたことにワカバさんは気がつきました。

■大学入試の際、第一志望に落ち、本当は浪人したかったのだが、「親に悪いから」と思ってその希望を言い出せず、合格した第二志望校に入学した（それに比べて弟は堂々と浪人し、翌年、第一志望の大学に入学した）。

■就職したら実家を出て一人暮らしをしてみたかったのだが、「家を出たらお母さんに悪いから」と思って実家を出なかった（それに比べて弟も妹もいともやすやすと実家を出て行った。弟などは海外にまで行ってしまった！）。

■結婚して実家を出ることになったときは、今思えば常に「お母さんに悪い」「お母さんに悪い」と強く感じており、よく一人で涙を流していた。

■そもそもなぜ今の夫と結婚したのか。もちろん愛情があったからでもあるが、夫の仕事に「転勤がない」ということも大きかったかも。転勤のある仕事でもし自分がそれに付いていくようなことがあれば、それこそ「お母さんに悪い」という思いで耐え切れなかっただろう。

■それでも結婚当初は、「結婚するなんてお母さんに悪いことをした」「私だけが幸せに生活するなんてお母さんに悪い」という思いが強く、夫との生活が楽しければ楽しいほど、「悪い」という思いに胸がはちきれそうになっていた。

■夫とは二人だけで結婚式を挙げた。なぜなら「私ごときの結婚式に人を呼ぶなんて悪くてできない」と思っていたから。自分のために他人様の大事な時間やお金を使わせるようなことは「悪すぎてとうていできない」と感じていた（それに比べて弟も妹も大勢の人を呼んで盛大な結婚式と披露宴を開いた）。

■なぜ自分は積極的に子どもを持とうとしなかったのか。なんと、ここにも「悪いから」が潜んでいた。妊娠、出産で職場を辞めたり離れたりするのは「担当しているクライアントに悪いから到底そんなことはできない」「妊娠したら職場に迷惑をかけるから、そんなことは悪すぎてとてもできない」という思いが実は強くあったことがわかった。

■今でも夏休みや正月休みに夫と旅行に出かけると、「自分だけ楽しんでお母さんに悪い」という思いがわき上がってきて、せっかくの楽しい時間なのに気持ちが沈み込むことがある。なんで好きな旅行なのに気持ちがこんなに気持ちが沈むんだろうとこれまで謎に感じていたのだが、そういう思いだったのか！　そういうことが今になってやっとわかった。

ここに来てワカバさんの「悪い」という思いは、おもに母親との関係にからんでいそうであるということがわかってきました。今現在は周囲の人皆に対して「悪い」と感じてしまうワカバさんですが、どうやらその根底には母親に対する「悪い」という思いがありそうです。

みんなは「悪い」と思っていないらしい！

こうやって「誰かに悪いから」という思いをモニターしたり整理したりすることを通じて、ワカバさんはもう一つ驚愕の事実に気づきました。ワカバさんが「誰かに悪い」と感じていることの大半を、普通の人は「悪い」と感じていないらしい、という事実です。

それはたとえば結婚式や披露宴についてです。上記のとおり、ワカバさんは結婚するとき、「他人様の時間やお金を自分の個人的なことに使わせるなんて、そんなの悪すぎてできるはずがない。想像もできない」と思い（そこまで言語化して自覚していたわけではありませんが）、夫と二人で教会で式を挙げるにとどめました。

ワカバさんとしてはそれで十分幸せな体験だったので、そのことを後悔したりはしないのですが、それにしても皆はあまりにも当たり前のように結婚式や披露宴を開き、家族や親族や友人や職場の人びとを招いています。ワカバさん自身もいろいろな人の結婚式や披露宴に呼ばれます。誰も「悪い」と思っている様子はありません。

もちろんワカバさんだって、自分が招かれるときには「招きやがって」「招くんじゃねーよ」と思うことなく、お祝いの席に呼ばれたことを素直にうれしく思っています。だからこそなぜに自分は「悪いから」と思うことで結婚式や披露宴をしなかったのか、不思議に思うと同時に、他の皆はそう思っていなさそうなことに新鮮な驚きを感じるのです。

クライアントに「悪い」から子どもは産まない……

あるいは妊娠や出産についてもです。ワカバさんは自分の妊娠・出産については「できれば子どもを産んでみたいな」「子どもを育てるのって楽しいだろうな」とうっすらと思いつつ、一方で積極的に子どもを持とうとしませんでした。

それについては「私はそれほど子どもが好きではないのだろう」とぼんやりと考えていたのですが、実はそうではなくて、妊娠や出産に伴ってクライアントや職場に影響を与えることについて「そんなことは悪すぎてできない」「クライアントに迷惑をかけるような悪いことは私にはできない」と思っており、どうしても積極的になれなかったのだ、ということがここにきてはっきりわかりました。

と同時に、周囲には躊躇なく妊娠・出産して産休を取ったり、いったん仕事を辞めて子どもがある程度大きくなってから復職する同業者が大勢います。皆、「悪い」と思っている様子はみじんもありません。そしてワカバさん自身、もちろんそういう人に対して「悪いことをしているなあ」とはこれっぽっちも思いません。とはいえ、自分が当たり前のように「悪いから」と思ってできなかったことを、皆がいとも簡単にしていることに驚きを感じてしまいます。

⁝「悪い」はどこから来たか

そういうわけでワカバさんはこの「悪いから」を中心とした思いがどこから来たのか、自分の過去体験を探りはじめました。

以下にワカバさんの「悪いから」という感覚につながったと思われる過去体験をまとめてみます。

過去体験の想起

■特に親にひどいことをされたとかそういう記憶はない。両親は普通に大事に私を育ててくれたと思う。

■両親の関係も特に悪かったとは思わないが、母親は父親に常に不満を抱いており、私はその不満や愚痴の聞き役だった。

■その際母親がよく言っていたのは、「ワカちゃんだったらわかってくれるわよね」「私の気持ちをわかってくれるのはワカちゃんだけ」というせりふだった。そう言われると「私だけがお母さんの気持ちをわかってあげられるんだ」と誇らしかったのを覚えている。

■急に母親の機嫌が悪くなることがあり、そういうときは「私が悪かったからお母さんが不機嫌になっちゃった」と思って、一生懸命母親の機嫌をとろうとしていた。とはいえどうすれば母親の機嫌がよくなるのかもわからず、いつも困っていたように思う。

■弟が生まれてからは、「ワカちゃんは自分でできるわよね」「ワカちゃんは一人で何でもできて偉いわね」と母親に言われ、何でも自分でやるようにしていた。ほめられるのでうれしかった。妹が生まれると進んで妹の世話をしたり、弟の面倒をみたりして、さらに母親にほめられた。それも誇らしく感じていた。

■小学校高学年時、父親が転職して職場が遠くなったため、さらに父親が不在気味になった。母親はそれが非常に不満で、「うちは母子家庭も同然だ」「(父親は) 働いてさえいればいいと思っている」など、それまでよりさらに多くの不満や愚痴を私に言ってきた。そのときも「ワカちゃんにしかこんな話はできない」「お母さんのことを理解できるのはワカちゃんだけ」と言われていたが、だんだんこの話を聞かされるのがどこかで重たくなっていた。

■学校でも人の世話をすることを期待されることが多かった。複数の先生から「ちょっとA子ちゃんの面倒みてあげて」「B君の隣の席にするから、少し世話をしてやって」と言われた記憶がある。頼られるのは嫌ではなかったが、「なんで私ばっかりそういう役割なんだろう」と疑問に思ったことは覚えている。

■弟と妹の世話でお母さんが大変だったのは見ていてもわかるし、実際に「父親不在の家で子どもを三人も育てるのは無理だ」と母親がしょっちゅうこぼしていたので、「自分は世話をかけちゃいけない」「自分はお母さんを助けなければならない」といつも思っていた。自分から進んで家の手伝いなどをしていた。

■「世話をかけちゃいけない」と思っているので、体調が悪くてもよほどの状態にならない限り親には言わなかった。熱があっても学校に行っていた。隠し切れないほど体調が悪化したときだけ、「風邪をひいたから今日は学校を休んで寝ているね」と言って寝ていた。そういうときには母親がおかゆをつくるなどして世話をしてくれた。寝ていられることにホッとして、またお母さんに世話をしてもらうのが妙にうれしかったのを覚えている。

■「ワカちゃんは頭がいいから大学に行って手に職をつけて自立をしなさい」「自立できれば女の子は結婚なんかする必要はない。結婚なんかしてもろくなことはない」と言われつづけてきた。一方で、「お父さんは私を幸せにしてくれなかったけど、ワカちゃんは違う」「ワカちゃんが自立して立派に働くことがお母さんの喜び」とも言われつづけた。なんとなく「私はお母さんから逃れられない。私がお母さんを幸せにしなければならない。私は結婚せずにお母さんのそばにいないといけない」と思うようになり、それを負担だと感じるが、「お母さんのことを負担に感じるなんていけないことだ」とも思い、負担だと思わないようにしていた。

ワカバさんが母親の不満のはけ口に

このように過去体験を想起してみると、ワカバさんの母親は夫婦関係に多大な不満を抱き、さらに三人の子育てに多大な負担感を抱いており、長女のワカバさんが母親の不満や負担感のはけ口になってきたことがよくわかります。

そしてワカバさんがお母さんのその思いをもろにそのまま受け止め、「自分はお母さんに負担をかけてはいけない」「自分はお母さんのためにきょうだいの世話をしなければならない」「自分がお母さんを幸せにしなければいけない」という思いが強まり、それが母親だけでなく他者にも向かうようになってしまったのだろう、というのがワカバさんの分析でした。見事な分析です。私もその分析を聞かせてもらってそのとおりだと思いました。

どういうスキーマが自分に「悪い」と思わせるのか

ワカバさんはさらに、ヤング先生の「早期不適応的スキーマ」の観点から自己分析を進めました。ワカバさんが「自分のなかに強くあると思う」と判定したスキーマは次の三つです。

⑧巻き込まれスキーマ
⑪自己犠牲スキーマ
⑭感情抑制スキーマ

ワカバさんには、ヨウスケさんのように数多くの早期不適応的スキーマがあるわけではありませんが、まったくない、一つもないということでもありませんでした。人との関わりのなかで自分ではなく他人を優先し（巻き込まれスキーマ）、自分ではなく他人の欲求を満たすことに自分を捧げ（自己犠牲スキーマ）、自らの欲求は後回しにする（感情抑制スキーマ）という「仕組み」が、ワカバさんはこれでようやくわかったと言います。

「別に自分が不幸だとかそういうふうには思ったことはないけれども、人との関わりで、特に母親との関わりで、『何かおかしい』『何か重たい』『何か生きづらい』という感覚はずっとあったんです。それが何かにつけて出てくる『……に悪いから』『悪いから……できない』という感覚と関連しているに違いないと思いましたが、こんなふうにスキーマの名前を当ててはめてみると、『なんだ、そういうことだったのか！』と目から鱗です。なんだかスッキリしてしまいました」

ワカバさんは本当にスッキリとした表情で、こうコメントしてくれました。

5 新たな生き方の模索と生活の変革

「生きづらさ」の正体を理解したワカバさんは、本で学んだスキーマ療法のさまざまな技法を積極的に生活に取り入れて、少しずつ変化していきました。ワカバさんは自分でどんどんスキーマ療法を進めていってくれるので、私は相変わらず聞き役に徹しました。以下にそれを紹介します。

スキーマのモニターと行動変容

「悪い」ことをやってみる

「悪い」という思いの正体が「巻き込まれスキーマ」「自己犠牲スキーマ」「感情抑制スキーマ」が組み合わされたものであることを理解したワカバさんは、日常生活においてそれらのスキーマがしょっちゅう顔を出していることに気づき、ちょっと可笑しくなってしまいました。

そして、できるところから行動を変えてみることにしました。

それはたとえば、道で人とすれ違うときに自分からよけないとか、試食をしても商品を買わないとか、そういうことです。これまで「相手に悪くてできない」と思っていたことを、少しずつやってみるのです。

そしてやってみたところで何も「悪い」ことは起きないこと、すなわち、道で自分がよけなければ相手がよけてくれること、試食した商品を買わなくても誰にも何も悪いことは起きないこと、といったことを実感として体験していきました。

震える手でドタキャンメール

いちばん彼女が驚いたのは「ドタキャン」です。ドタキャンはワカバさんがもっとも苦手な行為でした。「そんなことしたら相手に悪すぎて死んでしまいそう（笑）」というぐらい、彼女にとっては「悪い」ことだったのです。

しかし友人との食事会の前日にタイミングよく（？）高熱を出す、ということがありました。これまでなら「高熱を隠して食事会に出る」という行動をとっていました（「ドタキャンなんか悪くてできない」「熱があるのを知られたら心配かけるから悪い」）。

しかし今回は、「本当は自分はどうしたいのか？」と自問したところ、「キャンセルしたい。

家で寝ていたい」という心の声が聞こえたため、それに従って「ごめんなさい。高熱が出て明日は行けなくなったの。皆で楽しんでね」というメールを、勇気を振り絞って出したところ（メールを送信する手が震えるぐらい、彼女にとっては勇気のいる行為でした）、特に何も「悪い」ことは起きず、皆に心配してもらってこの話は終わりました。

こんなふうにスキーマが活性化されたら、「本当は自分はどうしたいのか？」と尋ね、相手のためではなく自分のために行動を選択する、ということを意識的に実践することを通じて、ワカバさんのスキーマは少しずつ変化していきました。そしてワカバさんは決意したのです。「私は私自身のために生きる」と。

私は私自身のために生きる

母親との関係が大きく変化した

「私は私自身のために生きる」――このフレーズがまさにワカバさんのハッピースキーマとなりました。「相手に悪いから」という視点からではなく、「自分はどうしたいのか？」に従って自分の行動を選ぶというのは、ワカバさんにとって非常に新鮮な体験でした。

それは同時に「どれだけ自分は他人のために生きてきてしまったのか」という苦い思いをワ

カバさんにもたらしました。「でも今それに気づけたのだからいいや」と気持ちを切り替え、「自分はどうしたいのか」「自分は何を望んでいるのか」をとことん自分に問い、心の声を聞いてそれを極力優先する、ということを意識的に実践するようにしました。

いちばん大きな変化は母親との関係において現れました。

それまでワカバさんは、「お母さんは何を望んでいるだろうか」「何をしてあげればお母さんは喜んでくれるか」といった〝お母さん目線〟で母親に連絡をとったり、実家の用事をこなしたり、母親を食事に連れ出したりしていました。

そして母親が喜んでくれれば「成功」、母親が何か不満を漏らすと「失敗」と感じ、後者の場合「悪いことをした」という思いにとらわれていたのです（そして実際彼女の母親は不満を抱きやすい人なので、ワカバさんは母親に対して「悪いことをした」としょっちゅう感じていました）。

しかし、ハッピースキーマへの切り替えを決意してからは、母親の反応に振り回されず（もちろん気にはなるのですが、それは「スキーマが活性化したからだ」とモニターできるので、そのまま振り回されることはありません）、「自分がしてあげたいことをしてあげたんだからそれでよい」「母親に完全に満足してもらえなくても、それは自分の責任でない」と考えられるようになっていきました。

きょうだいとの関係も

また妹が頻繁に夜中にスカイプで連絡してくることについても、「睡眠時間を削ると体調が悪くなってしまうから、少し頻度を減らしてもいい？」と思い切って妹に言ってみました。これも言う前は「妹を傷つけてしまうかも」と恐る恐るだったのですが、言ってみたら案外あっさり「お姉ちゃん、わかったよ。これまで無理させちゃってごめんね」とスカイプの頻度を減らしてくれました。

さらに弟と妹に対し、「私も忙しくて大変なので、二人とももう少し頻繁に電話するなりメールを送るなりして、お母さんの愚痴や不満を聞いてあげてほしい」と頼んだところ、二人とも「これまでお姉ちゃんに任せっきりにしてごめん。もう少し自分から電話やメールをするようにするね」という返事が即座に返ってきました。

ワカバさんにしてみれば拍子抜けもいいところです。「なーんだ、私、独り相撲を取っていたわけね」と笑ってしまったのだそうです。

夫にも家事分担を

ことごとくそんな感じでした。夫に家事の分担の見直しを申し出たところ、「君だって忙しいのに、君にばかり負担がかかっていて悪いなあと思っていたんだよ。言ってもらってよかったよ。これまでの埋め合わせをするよ」とのことで、むしろ夫のほうが家事を多く分担することになりました。これについても一瞬「悪いかな」と思ったのですが、自分の心に聞いてみると「ラッキー！」という声が聞こえたので、その分担でいくことになりました。

食事についてはお互いに忙しいし、時間も合わせづらいので、ウィークデーは別々にし、週末は一緒に取ることにしました。それによってワカバさんは毎晩の「翌日の下ごしらえ」から解放されます。

そういうわけで家でもずいぶん楽になりました。さらに職場でも、事務仕事は事務スタッフに依頼する、無理な仕事は断る、休暇を取ってみる、というこれまでにやったことのないことに次々とチャレンジしたところ、仕事の負荷が大幅に減って職場でも非常に楽になりました。そして仕事がさらに楽しくなってきました。

あの慢性的な疲労感はいつの間にか消えてなくなっていました。そしてセッション中のワカバさんには、以前のような「あまりにもきちんとしていて息苦しい感じ」はなくなり、「ニューヨウスケさん」ならぬ「ニューワカバさん」が登場したかのようでした。ニューワカバさんは、とてものびのびとリラックスしています。

モードワークの活用

ワカバ姫を大切に

ヨウスケさんほど濃厚ではないのですが、ワカバさんもモードワークを活用しました。具体的には自分の心のなかに「小さなワカバちゃん」を想定し、何かをするときに頭で考えるのではなく、心のなかの「ワカバちゃん」に、いちいち尋ねるのです。


「ワカバちゃん、どうしたい？」

「ワカバちゃん、何食べたい？」

「ワカバちゃん、どうしてもらいたい？」

「ワカバちゃん、何して遊ぶ？」

「ワカバちゃん、相手に何て言いたい？」


もちろん尋ねる主体は《ヘルシーな大人モード》です。自らの内なる《ヘルシーな大人モード》が常に「小さなワカバちゃん」の存在を気にかけ、「小さなワカバちゃん」の声に耳を傾け、「小さなワカバちゃん」の中核的感情欲求を満たす、という形でモードワークを行いました。

それを続けていくうちに、ワカバさんは自分自身のなかに生き生きとした「小さなワカバちゃん」をしっかりと感じられるようになりました。「小さなワカバちゃん」はもちろん《幸せな子どもモード》です。他人のために生きてきたワカバさんが、自分の内なる「小さなワカバちゃん」を優先できるようになっていったのです。ワカバさんは言います。

「小さなワカバちゃんはお姫様みたい。自分のなかに小さな〝姫〟がいるんです。今までその存在に気づいてあげられなかったぶん、これからは『ワカバ姫』を大事にしてあげたいと思います」

スキーマ療法の終結

夫の存在のありがたさ

このようにワカバさんとのスキーマ療法は非常に順調に進みました。月に一度のセッションでスキーマ療法を始めて二年ほど経ったところで（スーパービジョン開始からは約三年が経っていました）、私たちのスキーマ療法は終結にすることにしました。

上記のとおり、慢性的な疲労感は解消し、彼女なりのペースで母親や家族と関わり、仕事も順調で、たいへん健やかな毎日です。ワカバさん自身が「私は私自身のために生きる」というハッピースキーマに沿って、ワカバ姫を大事にしながら生活ができているからです。

最後に彼女が話してくれたのは、「夫の存在のありがたさ」でした。夫との結婚を決めたとき、彼女は「結婚して実家を出たら母親に悪い」という強い思いがありましたが、そのときは「でも今しか実家を出るチャンスはないのではないか」と直感的に思って結婚を決めたのです。

事実、母親はワカバさんの結婚に不満で、「何も無理して結婚することはない」「自立しているのだから結婚なんか必要ない」と何度も言ってきたのですが、なぜかこのときは母親の言葉に巻き込まれず、「自分で決めたのだから」と思えたのでした。

「今思うと、『このまま実家で母親に巻き込まれつづけていたらまずい、自分の人生を生きられない』という思いがどこかにあったのかも。だったら私はあのときに自分のために決断したことで、ちゃんと私の人生を生きられていたんだ、と思います」

ワカバさんはこのように涙ぐみながら話してくれました。

ワカバさんによると、あれだけ他人に「悪いから」とばかり思っていた彼女にとって、夫だけは昔からそう感じずに済む唯一の相手だったのだそうです。夫と一緒にいるとのびのびと自分らしくいられ、自由な気持ちでいられるのだそうです。

夫には何かを頼んだりすることを「悪いから」とは思わないし、夫に世話を焼いてもらうことも「悪い」と気にせずにそうしてもらえるのだそうです。母親に対して「悪い」という思いを持たなくなった今、ワカバさんは心底自由にのびのびと夫との生活を楽しめるようになりました。

五年前に出会っていれば……

最後にワカバさんが話してくれたことが私の心には深く残っています。それは「欲を言えば五年前にスキーマ療法に出会っていたらなあ」というものでした。「どういうこと？」と尋ねると、「五年前にスキーマ療法に出会ってこういう心持ちになれていたら、子どもを持てたかもしれない」と言うのです。

現在ワカバさんは四三歳。無理すればこれから妊娠・出産は可能かもしれないけれども、それは「無理をすれば」の話で、せっかく無理を手放したワカバさんにとって、これから無理して子どもを持つ気持ちにはなれない、もし五年前（三八歳）であれば年齢的にも子どもを授かってみようという気持ちになったかもしれないのでそれが残念だ、ということでした。「でもいいんです。スキーマ療法に出会って、私は自分のなかのワカバ姫と出会えたのだから。夫と楽しく暮らしながら、そして楽しく仕事も続けながら、ワカバ姫を大事に育てていきたいと思います」

ワカバさん自身が自らのスキーマ療法を笑顔で締めくくってくれました。

＊

その後ワカバさんは、自身の臨床の場でも、クライアントの援助にＣＢＴやスキーマ療法を活用するようになりました。スーパービジョンの場でのワカバさん自身のＣＢＴやスキーマ療法は終結となりましたが、スーパービジョン自体は継続し、私はワカバさんの臨床に対する指導を続けさせてもらっています。

　ワカバさんは自分が体験しただけあって、ご自身の臨床の場で実に見事にＣＢＴやスキーマ療法を実践することができており、感心させられたり私自身が学ばせてもらったりすることが多々あります。本当に素晴らしいことです。

おわりに

ヨウスケさんとワカバさんの物語、いかがでしたでしょうか。ヨウスケさんほどの深い心の傷つきがなくても、誰もがその人なりの「生きづらさ」を抱えているものだと私は考えています。その正体を見極め、乗り越えていくためにスキーマ療法は非常に役に立ちます。そしてそのスキーマ療法をやり抜くための力を、日々のマインドフルネスの実践が支えてくれます。

私自身も、マインドフルネスとスキーマ療法に自分が支えられている実感がものすごくあります。本書で紹介したマインドフルネスのワークを続け、それらが日課になったおかげで、生活が非常に豊かになりました(もちろんお金やモノが増えたのではありません。生活実感が豊かになったのです)。

瞬間瞬間に生じる自動思考や感情も、それがいわゆるポジティブなものであれネガティブなものであれ(本文でも述べたように「ポジティブ」「ネガティブ」との判断やレッテル貼り自体が、実はすでにマインドレスですね)、その一つひとつを、自分の確かな体験として大事に受け止め、自然に手放すことができるようになりました。それはひいては「自分を大切にする」ということにつながります。

マインドフルネスのおかげで、以前よりもずっと自分を大切にすることができるようになりました。そして自分を大切にできればできるほど、他人を心から大切にできるようになるのだと思います。「他人を大切にする」については、私自身、まだまだ練習が必要だと考えています。これからもマインドフルネスの実践を続け、自分とすべての他人を大切にできる自分になっていきたいと思います。

読者の皆様にも、どうかご自分のペースで、ご自分の選んだワークの実践を続け、人生に役立てていただければと思います。

スキーマ療法についても、本当にこれに出会えてよかったと思っています。私はちょうどワカバさんの年齢のころにスキーマ療法に出会い、自分自身に試してみることで、これまでの生き方を振り返り、これからの生き方の見通しを新たに立てることができました。

スキーマ療法を始める前が決して不幸だったわけではありませんが、私にも私なりの「生きづらさ」がありました。スキーマ療法をしっかりと体験することで、ワカバさんと同様に、自分の「生きづらさ」の正体を見極め、それを乗り越えることができました。

その結果、私は以前よりももっと幸せになれたのです。そう、スキーマ療法は「不幸を乗り越えるため」だけでなく、「さらに幸せになるため」のツールでもあるのです。

スキーマ療法を終えたヨウスケさんが、あれほどまでに幸せな心持ちになれるとは、誰が予想したでしょうか？　しかし彼はスキーマ療法を通じて、彼なりの幸せをしっかりとつかみ取ったのです。

私は臨床家として、スキーマ療法がそれに取り組んだ人にいかに幸せをもたらすか、ということを、目撃しつづけています。読者の皆様にはさまざまな方がおられるかと思います。どうか皆様には、マインドフルネス以上にご自分のペースを大事にしながらスキーマ療法に取り組み、生きづらさを乗り越え、今よりもさらに幸せになっていただければと願っています。

ここまでお読みいただき本当にありがとうございました。

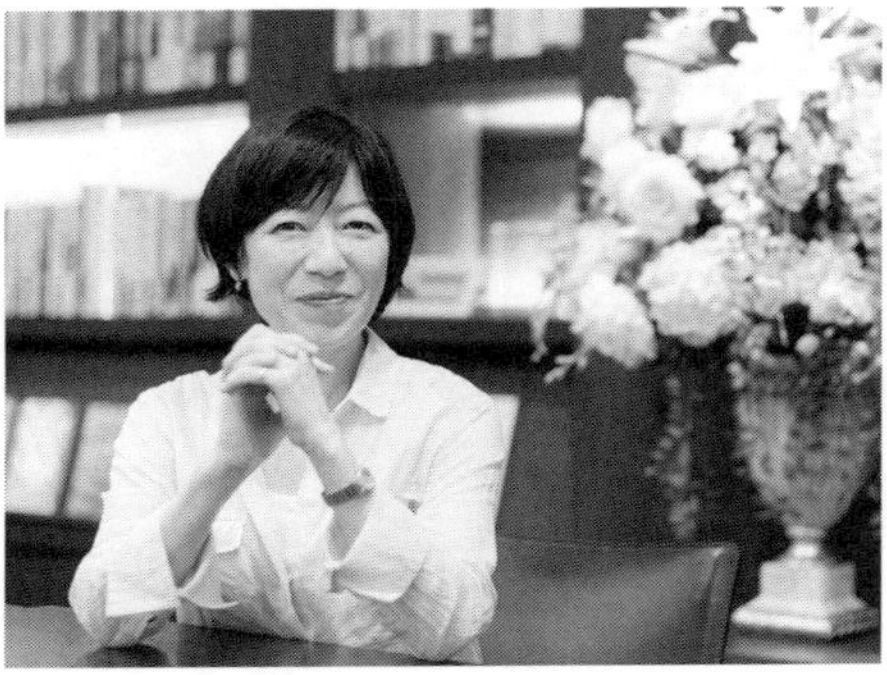

著者紹介

伊藤絵美
（いとう・えみ）


洗足ストレスコーピング・サポートオフィス所長。臨床心理士、精神保健福祉士、博士（社会学）。

慶應義塾大学大学院修了後、都内の精神科クリニックにてカウンセリングをはじめる。その後精神科デイケアの運営、民間企業でEAP（従業員支援プログラム）の仕事をしたのち、認知行動療法を専門とするカウンセリング機関を開設し、今に至る。

主な著書に、『事例で学ぶ認知行動療法』誠信書房、『スキーマ療法入門』（編著）星和書店、『自分でできるスキーマ療法ワークブック』星和書店など。訳書に、ジュディス・ベック『認知行動療法実践ガイド』(共訳)星和書店、ジェフリー・ヤング『スキーマ療法』(監訳)金剛出版ほか。

医学書院からは2007年に『認知行動療法、べてる式。』(DVD + BOOK、向谷地生良氏との共編著)、2011年に『ケアする人も楽になる認知行動療法入門』(BOOK1 & BOOK2)、2016年に本書の姉妹編『ケアする人も楽になるマインドフルネス&スキーマ療法』（BOOK1 & BOOK2）が刊行されている。

つらいと言えない人が
マインドフルネスと
スキーマ療法をやってみた。

発　行　2017年11月1日　第1版第1刷©

著　者　伊藤絵美《いとうえみ》

発行者　株式会社　医学書院
代表取締役　金原　優
〒113-8719　東京都文京区本郷1-28-23
電話　03-3817-5600(社内案内)

印刷・製本　アイワード

ISBN978-4-260-03459-3